Huda Rasheed

2020 Novel Crises, ainda lá está, ou desapareceu?

Huda Rasheed

2020 Novel Crises, ainda lá está, ou desapareceu?

2020 Novela Crises

ScienciaScripts

Imprint

Any brand names and product names mentioned in this book are subject to trademark, brand or patent protection and are trademarks or registered trademarks of their respective holders. The use of brand names, product names, common names, trade names, product descriptions etc. even without a particular marking in this work is in no way to be construed to mean that such names may be regarded as unrestricted in respect of trademark and brand protection legislation and could thus be used by anyone.

Cover image: www.ingimage.com

This book is a translation from the original published under ISBN 978-620-4-98119-2.

Publisher:
Sciencia Scripts
is a trademark of
Dodo Books Indian Ocean Ltd. and OmniScriptum S.R.L publishing group

120 High Road, East Finchley, London, N2 9ED, United Kingdom
Str. Armeneasca 28/1, office 1, Chisinau MD-2012, Republic of Moldova, Europe
Printed at: see last page
ISBN: 978-620-5-14016-1

2020 Novel Crises, ainda lá está, ou desapareceu?

Huda Mohammad Ali Rasheed

RN-BSN, MSN community health nursing, Ras Al Khaimah, Emiratos Árabes

Unidos.

Nota do autor

Huda Mohamed Ali Rasheed Correspondência relativa a este livro deve

ser endereçada a Huda Mohamed Ali Rasheed, Al Qusaidate, Ras Al Khaimah,

Emirato Árabe Unido, Email: alhammadyh@yahoo.com

Agradecimentos

Este estudo de investigação reconhece todas as faculdades que ajudaram na realização dos estudos de investigação incluídos neste livro relacionados com a pandemia da COVID-19. Além disso, reconheço as universidades, hospitais, e ambientes comunitários que nos permitiram realizar estudos de investigação nas suas áreas, também nos ajudaram nos procedimentos de recolha de dados. Além disso, todos os idosos, enfermeiros estudantes e pais foram agradecidos por concordarem e participarem nestes estudos de investigação que estão a beneficiar a comunidade, e a sociedade no sentido de melhorar o serviço prestado e identificar o problema desta pandemia. Isto pode ajudar os profissionais de saúde e gestores universitários a identificar os problemas, e a trabalhar para resolver os problemas enfrentados por estas pessoas idosas. Além disso, estes estudos de investigação podem apoiar o país em muitos campos a introduzir a gestão de crises para fazer parte dos seus sistemas de formação e educação, isto pode ajudá-los a enfrentar e defender-se contra quaisquer crises ou pandemias no país, e as pessoas podem ser sensibilizadas e formadas relativamente a quaisquer crises enfrentadas.

ÍNDICE

Lista de Abreviaturas

Abbreviation	Expansion
UAE	United Arab Emirates
RAK	Ras Al Khaimh
RAKMHSU	Ras Al Khaimah Medical and Health Sciences University
RAK MHSU REC	Ras Al Khaimah Medical and Health Sciences University Research and Ethical committee
RAK REC	Ras Al Khaimah Research and Ethical committee
WHO	World Health Organization
NO2	Nitrogen Dioxide
O3	Ozone
COV	Coronaviruses
MERS	Middle East Respiratory Syndrome
SARS	Severe Acute Respiratory Syndrome
PPE	Personal protective equipment's
SARS-CoV-2	severe acute respiratory syndrome coronavirus 2
IPA	Interpretative Phenomenological Analysis
BRS	Brief Resilience Scale

SPSS	Statistical Package for the Social Sciences
PSS	Perceived stress scale
CDC	Centres for Disease Control and Prevention
$\chi 2$	Chi- squire
PPE	personal protective equipment
HCWs	healthcare workers
HIV	Human Immunodeficiency Virus
CHWs	community health workers
HFNO	high-flow nasal oxygen
CPAP	continuous positive airway pressure,
BiPAP	bilevel positive airway pressure
ARDS	Acute respiratory distress syndrome
PBW	projected body weight
GI	Gastrointestinal
URT	Upper respiratory track
ALT	alanine aminotransferase
mRNA	Messenger RNA
USA	United States of America

Introdução:

A saúde é uma parte essencial da vida, a saúde e o bem-estar são a maior
preocupação humana para fazer as suas actividades diárias e trabalhar ao nível
máximo e de forma perfeitamente sistemática. Sem saúde, a parte afectada será a
vida humana e a comunidade, o que pode levar ao fracasso no desenvolvimento e
destruição da sociedade. Isto pode ter impacto no país em muitas especialidades, e
na melhoria da comunidade ou ser um progresso, pois muitos países
desenvolvidos serão destruídos ou diminuídos. A saúde e o bem-estar são
definidos pela (OMS), como explicado em Health Knowledge, (2018) como uma
condição em que uma pessoa está incompleta no bem-estar físico, fisiológico,
mental e social e não simplesmente a ausência de doenças ou fraquezas. A saúde é
a nossa poderosa energia que pode construir fortemente a nossa sociedade e
comunidade. A COVID-19 ou a pandemia do coronavírus está a invadir o mundo
inteiro, causando medo, pânico, stress e ansiedade, levando a muitos
desenvolvimentos de crises que afectam a pessoa física, psicológica, social e
mentalmente e causam problemas graves. A pandemia da doença do coronavírus
está a prejudicar a população global em todas as fases da vida, aumentando as
taxas de morbilidade e mortalidade, o que as faz ter medo e medo pelas suas
vidas. (Khasawneh et al, 2020)

Todas as pessoas afectadas por esta doença provêm de todos os grupos etários e os
efeitos nocivos mais perigosos são sobretudo para os grupos vulneráveis como os
idosos, crianças, pessoas doentes com doenças crónicas, e mulheres grávidas.
Foram confrontadas com muitos problemas durante este período de tempo. Além

disso, a educação e a aprendizagem relacionadas com esta doença mudaram

abruptamente de aprendizagem presencial para aprendizagem online, o que

causou muitas lutas para os sectores educativos, professores estudantes, e pais.

Neste livro, abordei todos os aspectos da era do coronavírus desde o início até aos

nossos dias como as pessoas sofrem e o que o país tem feito para proteger a sua

população, e o desenvolvimento das vacinas que ajudaram muitas pessoas a

enfrentar esta pandemia sem medo e encorajaram outras a tomar a vacina sem

quaisquer problemas. Isto pode ser transferido para as outras gerações para

identificar esta pandemia e como as pessoas e os países enfrentaram esta

pandemia, e qual a solução encontrada para lutar contra esta doença

Capítulo 1

Este capítulo apresenta a crise da COVID-19 o início da crise, os sinais e sintomas, e o modo de transmissão da doença.

O início das crises:

A primeira COVID - 19 pandemia começou com a identificação de casos que foram inicialmente notificados em Wuhan, China, em Dezembro de 2019. A doença tem um efeito catastrófico nas pessoas e espalhou-se muito rapidamente por todo o planeta (Lounis, 2020). A seguir, foram confirmados casos na China que atingiram 20.000, e foram identificados 159 casos cometidos por outros 23 países em Fevereiro de 2020. (Kristina, Bajema, e Alexandra et al, 2020).

De acordo com a Organização Mundial de Saúde confirmou que esta doença é considerada uma doença pandémica, e ergueu a bandeira do perigo para todos os países para ter a orientação de proteger a sua população desta pandemia. Assim, no Regulamento Sanitário Internacional explicou que a Organização Mundial de Saúde desenvolveu protocolos para proteger contra esta doença global, e monitora com coordenação de todos os países que a internacional reagiu a surtos significativos de doenças infecciosas. (Madeira, 2020). A propagação do vírus a todo o mundo como bomba nuclear levou a OMS a nomear a COVID-19 como pandemia a 11 de Março de 2020, e muitos países começaram a adoptar estratégias para impedir a propagação do vírus. Os Emirados Árabes Unidos (EAU), um dos países localizados no extremo oriental da Península Arábica, comunicaram o seu primeiro caso a 29 de Janeiro de 2020 (uma família de quatro pessoas que viajaram de Wuhan, China, para os EAU), e confirmaram as suas duas primeiras mortes a 20 de Março de 2020, apesar dos esforços extensivos para gerir a infecção.

Ao seguir os protocolos da OMS para impedir a propagação da COVID-19, o Ministério da Saúde e Prevenção dos EAU (2020) sensibilizou a população dos EAU para a saúde através dos meios de comunicação social e fornecendo informações regulares sobre papéis e regulamentos actualizados de acordo com a situação actual, de modo a que as pessoas estejam conscientes da situação e possam proteger-se a si próprias e aos outros de serem infectadas com a doença.

Sinais e sintomas da doença:

Desde o início da crise até agora, os sinais e sintomas da doença têm variado e diferido. Ching, Lai, e Tsay (2020), explicaram que o tempo médio de latência desta doença é de quatro dias, mas alguns casos não anunciaram quaisquer sintomas. A pessoa sintomática, por outro lado, pode ter sintomas que vão desde uma constipação a uma angústia respiratória. A COVID-19 é largamente transferida de humano para humano por gotículas respiratórias que as pessoas podem estar em regiões de alta densidade, e instalações fechadas com extensas áreas congestionadas tais como centros comerciais, aeroportos, e trânsito público, o que pode aumentar o risco de transmissão baseada na sociedade e de rápida propagação da doença. (Ching, Lai, & Tsay, 2020). Para mais esclarecimentos, o Ministério da Saúde e Prevenção (2020) definiu o Coronavírus como um vírus que causa doenças respiratórias que vão desde a constipação comum até à pneumonia respiratória. Os sintomas podem ser como febre, cansaço, tosse seca, desconforto, congestão nasal, corrimento nasal, dor de garganta, e diarreia. Por outro lado, esta

pandemia de doença pode ser transmitida de humano para humano por

gotejamento corrupto transferido por tosse ou espirro, ou através de mãos

infectadas. (Ministério da Saúde e Prevenção,2020). Além disso, a posse de uma

superfície infectada pode também propagar a doença. A febre e a tosse são os

sintomas mais prevalentes da COVID-19, seguidos de dificuldades respiratórias,

exaustão, dor muscular, dispneia, dor de cabeça, hemoptise, e diarreia. Sepsis,

choque séptico, edema pulmonar, pneumonia grave, e síndrome de angústia

respiratória aguda foram todas consequências fatais para alguns dos pacientes.

(Ching, Lai, & Tsay, 2020). Estes sinais podem causar desde pequenas doenças a

grandes crises e causar a morte de pessoas. No entanto, actualmente, os sinais e

sintomas variam em força; algumas pessoas não têm sinais e sintomas, enquanto

outras têm sintomas semelhantes aos do frio, e as que têm uma doença crónica

podem ter problemas respiratórios graves. As taxas de mortalidade foram mais

baixas devido ao tratamento que foi identificado e inventado, e os sinais e

sintomas podiam ser controlados, tal como indicado na secção de tratamento.

Modo de transmissão:

O estudo da OMS sobre a transmissão COVID -19 que foi comunicado a todos os

países que esta doença é uma infecção pandémica e que devem tomar cuidado de

acordo com a forma de transferência que a doença pode propagar-se. A forma de

transferência da doença de um indivíduo para outro é por contacto próximo

através de gotículas respiratórias, tais como tosse e espirros, como se mostra na figura (1). A pessoa infectada quando espirra ou tosse pode estar a exalar gotículas que chegam ao nariz, boca ou olhos de um indivíduo não infectado, o que provoca a entrada da doença no hospedeiro susceptível e afecta o seu sistema imunitário desta forma pode espalhar o vírus directamente de pessoa para pessoa (Organização Mundial de Saúde, 2020). A pandemia COVID-19 também pode ser transferida para o público tocando nos objectos contaminados ou na superfície que tenham sido tocados por uma pessoa infectada, e depois disso, a pessoa sem doença limpa os olhos, nariz ou boca com as mãos contaminadas. Além disso, COVID -19 tem as precauções que devem ser tomadas também ao distanciar-se ao socializar com uma pessoa infectada a distância deve ser de aproximadamente 2 metros se a doença for menos transmissível e propagada (Organização Mundial de Saúde, 2020). Assim, devido a gotejamentos respiratórios, o vírus pode ser transmitido através da ventilação do indivíduo infectado para um humano saudável através do nariz, boca e olhos quando se toca nestas áreas com as mãos infectadas (Ministério da Saúde e Prevenção, nd). Segundo o ministério da saúde e prevenção, (nd) a pessoa infectada deve estar em período de quarentena para que a doença seja erradicada de se propagar especialmente pelo ar ou pelas áreas com mãos contaminadas, o que leva a um efeito no ser humano sem doenças e especialmente nos grupos vulneráveis que sofrem de doenças crónicas.

Figura 1:

O modo de transmissão da doença COVID-19:

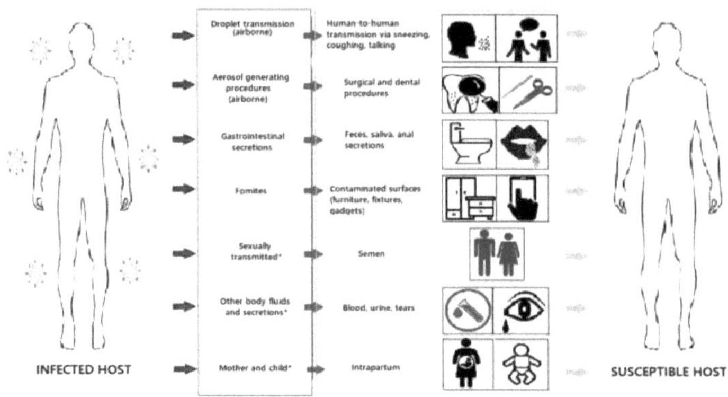

Nota: esta figura mostra o modo de transmissão de COVID-19 de uma pessoa infectada para um hospedeiro susceptível (Karia et al., 2020).

Capítulo 2

Este capítulo descreve o protocolo do país contra a doença através do encerramento nos países, distanciamento social, uso de máscaras, e lavagem frequente das mãos.

Protocolo do país de luta contra a doença:

Encerramento nos países:

O rápido crescimento do vírus entre a população de muitas nações em todo o mundo ajudou na implementação de lockdowns destinados a restringir a circulação de pessoas e a defender as fronteiras nacionais de agentes estrangeiros que ajudam na propagação da doença. Isto sugere que muitas nações responderam a epidemias no estrangeiro e não em casa (Buelens,2021). Este método impede a propagação da doença, restringindo o movimento e reduzindo a interacção humana através de restrições de mobilidade, emprego à distância, e a proibição de grandes reuniões. (Onyeaka et al., 2021). Na sequência do anúncio da COVID-19 pela OMS como pandemia em Março de 2020, inúmeros governos em todo o mundo iniciaram um bloqueio global. De acordo com o Worldometer que foi discutido por Onyeaka et al, (2021), anunciaram que 220 países foram afectados pela doença pandémica na data de 10th de Março de 2021, por outro lado, não se registaram mortes em 13 países que foram os seguintes (Camboja, Dominica, Timor-Leste, Nova Caledónia, Ilhas Malvinas, Macau, Laos, São Cristóvão e Nevis, Gronelândia, Santa Sé, Saint Pierre & Miquelon, Wallis & Futuna, Anguilla, Ilhas Salomão, Ilhas Marshall, Samoa, Vanuatu, Micronésia) mas, apenas uma morte foi relatada em sete países (Butão, Ilhas Faroé, São

Bartolomeu, Ilhas Virgens Britânicas, Granada, Monserrate, Saara Ocidental)
(Buelens,2021). Esta diminuição sugere que a capacidade de gestão da doença
melhorou e que os controlos estão a funcionar. O encerramento mundial é uma
ocorrência encorajada pelo desejo de preservar vidas das crises catastróficas da
pandemia. A nível regional, o governo impôs restrições às viagens das pessoas e
ordenou a sua prisão nas suas casas, limitando efectivamente, se não eliminando
totalmente, o contacto humano. (Buelens,2021). Os países, por outro lado,
fecharam as suas fronteiras nacionais, proibindo a circulação de pessoas e bens e
arriscando-se a ligações comerciais e humanas anteriores. A segurança alimentar,
a economia global, a educação, os cuidados de saúde, o aumento da depressão e
outras doenças de saúde mental, e a violência conjugal, foram todos afectados
pelo "papel" do vírus no confinamento mundial. (Onyeaka et al., 2021). Por outro
lado, o encerramento mundial reduziu a poluição e impulsionou a indústria das
telecomunicações. Como resultado, pode dizer-se que o encerramento mundial
deu origem a novos aspectos da existência humana. Mudar o nosso ambiente e ter
um efeito na saúde e felicidade das pessoas Protecção da cadeia alimentar Estima-
se que 265 milhões de pessoas poderão enfrentar uma insegurança alimentar
extrema até ao final de 2020. Morte Mais de 2,6 milhões de pessoas já morreram
em todo o mundo. Como registado em 10 de Março de 2021, segundo Onyeaka et
al., (2021) com modelos que indicam aumentos futuros. Hospitalidade e turismo
em 2020, prevê-se que o turismo internacional desça 22%, e 60-80% no ano
seguinte, com uma provável perda. Quase metade da mão-de-obra mundial está
deprimida, e metade da população mundial está, de alguma forma, encerrada. A

poluição do ambiente A quantidade de poluentes no ambiente diminuiu 30%, mas a quantidade de mobilidade diminuiu 90%. (Onyeaka et al., 2021). Em termos de eficiência de contenção, Buelens (2021) As terapias não-farmacêuticas foram implementadas mais cedo na pandemia COVID-19, resultando em menos danos económicos e menos mortes relacionadas com o vírus do que os países que reagiram mais tarde. De acordo com a política de encerramento dos EAU, que começou a 24 de Março, as campanhas de limpeza são montadas em todos os espaços públicos e ruas entre as 6 e as 22 horas da manhã, e o pessoal não deve exceder 30% da força de trabalho total no local e por um máximo de 6 horas por dia, apenas se necessário. Os funcionários são também instados a trabalhar o máximo que puderem de casa. Além disso, são permitidas reuniões familiares de até 5 pessoas, autocarros e táxis estão disponíveis normalmente, e o metro do Dubai está operacional das 7h às 23h, enquanto ginásios, teatros, salas de oração, lugares públicos, e outras instalações de entretenimento estão fechados. (Shanableh et al., 2022). Nos Emirados Árabes Unidos, foi feito um estudo de investigação para avaliar o impacto do bloqueio pandémico COVID-19 na tendência do movimento humano, na qualidade do ar, enfim, na utilidade do consumo. Depois disso, para registar as medidas utilizadas para relaxamento, as taxas de pessoas infecciosas e vacinação, os registos dos movimentos, com base nestes dados, avaliam-se as informações sobre a qualidade do ar, e a utilização estatística da electricidade, água e gás. O resultado mostrado sobre a poluição do ar foi reduzido e melhorado relacionado com a diminuição da utilização do transporte durante a restrição de confinamento para que os seres humanos não abandonem as casas. Embora, a poluição atmosférica tenha diminuído, a utilização de electricidade e água foi aumentada devido ao encerramento. Houve uma correlação positiva entre a mobilidade e a qualidade do ar, como o NO2, que estava fortemente ligado ao O3. Este estudo foi importante para explorar o efeito da pandemia de COVID-19 no governo dos Emirados Árabes Unidos e a resposta da sociedade, avaliando os dados fornecidos pela população sobre o encerramento durante a pandemia e o seu efeito na mobilidade, na qualidade do ar, e na utilização da utilidade (Shanableh et al., 2022). O encerramento começou a melhorar em Abril de 2020, que a mobilidade começou a aumentar com as crises pandémicas. Em primeiro lugar, a mobilização da indústria aumenta 25% com o início de muitas estratégias de encerramento em Março de 2020. Em Maio de 2020, a restrição da mobilidade limitada aumenta a mobilidade das pessoas, devido à introdução de taxas de vacinação que é conseguida. (Shanableh et al., 2022).

Distanciamento social, uso de máscaras, e lavagem frequente das mãos:
Este tipo de vírus chamado Coronavirus causa sintomas desde um resfriado a infecções com risco de vida, e até a morte. Esta doença semelhante à Síndrome Respiratória do Médio Oriente (MERS) e à Síndrome Respiratória Aguda (SARS). (Organização Mundial de Saúde, 2020). Esta doença pode afectar e transmitir-se directamente do contacto de uma pessoa infecciosa para uma pessoa normal, ou de outra forma de contaminação ambiental que seja indirecta. A contaminação directa pode ser por gotículas respiratórias, que podem ser directamente provenientes de uma pessoa infecciosa que afecta o ser humano

normal. O distanciamento social está a desempenhar um papel importante no controlo da infecção. Se a pessoa infectada estiver a menos de 1 metro de distância com uma pessoa normal, isto pode causar infecção por gotículas respiratórias ao espirrar ou tossir para uma pessoa normal ao chegar à boca, nariz ou olhos (Organização Mundial de Saúde, 2020). O distanciamento social deve ser adequadamente útil na utilização com outras medidas preventivas diárias, tais como usar máscaras, evitar tocar o rosto com as mãos impuras, e lavar as mãos com água e sabão durante pelo menos 20 segundos numa base regular para evitar a propagação da COVID-19. O distanciamento social é definido como mantendo uma distância segura e apropriada entre uma pessoa e o ambiente que a rodeia. Para garantir a redução da propagação da infecção e contaminação com áreas impuras pelo toque, sugere-se uma distância de dois metros (seis pés) que foi aconselhada pela Organização Mundial de Saúde, (2020). Além disso, seguir as directrizes de distância social reduziu a interacção entre pessoas com mais de 60 anos e crianças com menos de 20 anos de idade em 95% e 85%, respectivamente. (Asif e Tisha, 2022). Para evitar a propagação da doença, as máscaras são também essenciais. Uma técnica fácil para evitar que as gotículas respiratórias se espalhem para outras pessoas é usar uma máscara. Estudos mostram que usar uma máscara através do nariz e da boca reduz a quantidade de gotículas pulverizadas. (Asif e Tisha, 2022).

É fundamental desenvolver um plano para restringir a transmissão viral, determinando as melhores normas de distanciamento social a serem seguidas pela população em geral. Isto implica identificar as violações da distância social e categorizar as máscaras faciais a fim de determinar se a distância adequada é mantida e se as máscaras faciais são utilizadas a fim de avaliar a segurança dos cidadãos. Este sistema pode ser implantado em vários locais públicos que possuam câmaras, incluindo supermercados, estações de serviço, e sinais de trânsito. Este artigo discute como utilizar um sistema de vigilância para uma série de fins adicionais, apresentando técnicas de processamento. (Martinelli et al., 2021). A limpeza das mãos, o uso de máscaras faciais e, o mais importante, o isolamento social e a colocação em quarentena podem ajudar a prevenir a propagação da doença. (Shanableh et al., 2022).

As máscaras faciais e a lavagem frequente das mãos estão entre as muitas medidas de saúde pública e higiene que têm sido empregadas. A investigação médica sobre a utilização de máscaras faciais como EPI para prevenir a transmissão da SRA-CoV-2 foi recebida com cepticismo, e as primeiras recomendações dos oficiais de saúde foram contraditórias. (Shanableh et al., 2022). A sugestão da OMS destinava-se a evitar o paternalismo autoritário e, ao mesmo tempo, a resolver muitos problemas médicos associados ao uso de máscaras e à lavagem regular das mãos. Os governos deveriam instar o público em geral a usar máscaras em contextos e locais específicos para inibir eficazmente a transmissão COVID-19 em áreas de transmissão comunitária, de acordo com a OMS. Além disso, como a OMS quer ter um ambiente seguro e reduzir a infecção, a sua recomendação é exortar o público em geral a usar eficazmente a máscara facial como parte das normas de orientação governamentais para erradicar a propagação da doença. A utilização da máscara facial pode impedir que as gotículas respiratórias cheguem à boca ou nariz da pessoa normal, o que causa o reconhecimento científico como

parte das principais precauções para um ambiente seguro e reduzir os casos

infectados com a doença. (Martinelli et al., 2021).

Capítulo 3

Este capítulo descreve e discute o efeito da COVID-19 em pessoas de muitas faixas etárias como crianças, jovens, famílias, idosos, mulheres grávidas, mulheres de primeira linha, e mesmo sectores educativos. E foram feitos muitos estudos de investigação e críticas para identificar e explorar o efeito da pandemia da COVID-19 sobre este grupo etário.

Efeito sobre a população:

Esta pandemia teve um impacto na população em muitas áreas, incluindo actividades diárias, educação, e aprendizagem para crianças, adolescentes e alunos das escolas.

Esta epidemia virou a educação de cabeça para baixo, levando-a a passar da aprendizagem presencial para a aprendizagem em linha. Embora estas mudanças tenham afectado todas as escolas e universidades, houve certas distinções entre escolas e universidades e universidades médicas e de ciências da saúde que foram detalhadas.

O efeito da pandemia nos jovens, crianças, Adolescentes e pais:

Um Estudo Qualitativo da Saúde Mental da Criança e do Adolescente durante a Pandemia da COVID-19 na Irlanda Artigo de Crítica

A epidemia COVID-19 prejudicou a saúde mental e física das pessoas, especialmente entre as mais vulneráveis, tais como crianças, adolescentes e crianças com necessidades especiais. O objectivo deste estudo qualitativo

(O'Sullivan et al., 2021) era aprender mais sobre as experiências de crianças e adolescentes na Irlanda durante a COVID-19. O problema foi claramente declarado: há uma escassez de dados sobre a influência da COVID-19 sobre este grupo (jovens). O objectivo desta investigação era conhecer as experiências pessoais de crianças e adolescentes em Dublin, Irlanda, durante o encerramento. Contudo, aspectos importantes da tentativa falhada do estudo de dar respostas ao problema foram deixados de fora do relatório. (O'Sullivan et al., 2021)

O efeito da pandemia nos Jovens, Crianças, Adolescentes e pais

Na sequência da epidemia de COVID-19, o encerramento de escolas, o encerramento de escolas, eventos de vida perdidos e penalizações financeiras tiveram todos um efeito no bem-estar físico e emocional das pessoas. Muitas investigações examinaram o impacto na saúde física, mas poucas examinaram o impacto na saúde mental, particularmente entre crianças e adolescentes. O objectivo deste estudo qualitativo foi investigar os efeitos prejudiciais do bloqueio sobre a população vulnerável, como crianças e adolescentes, com especial atenção para as crianças com Perturbações do Espectro do Autismo na Irlanda. O desespero, a solidão e a ansiedade estavam entre as dificuldades de saúde mental reveladas no estudo. Vale a pena notar que as crianças com Perturbações do Espectro do Autismo tiveram problemas de saúde mental mais desfavoráveis. Os investigadores esperavam que a pandemia tivesse efeitos catastróficos nas crianças e adolescentes, e tendo em conta as elevadas taxas de suicídio na Irlanda (a quarta pior da Europa), planearam investigar as consequências imediatas e a longo prazo para que pudessem intervir se necessário. Segundo A Witt, et al.(2020), O impacto económico da pandemia da COVID-19 foi visível no aumento da pobreza, especialmente entre as minorias que tiveram um impacto na sociedade. O isolamento e a alienação, em particular, podem ter levado a um aumento do suicídio, da violência conjugal e do abuso de crianças, especialmente entre as pessoas que já têm problemas de saúde mental. Assim, WWY, et al. (2020) Durante a COVID-19, os investigadores analisaram a vulnerabilidade e a resiliência das crianças, bem como recolheram as primeiras provas empíricas do impacto do encerramento escolar sobre as crianças e as suas famílias. Mais de 29 mil famílias participaram num estudo transversal em grande escala em Hong Kong para investigar hábitos de vida e bem-estar psicológico entre famílias com crianças, destacando as características dos grupos vulneráveis. O estudo centra-se nas relações pai-filho e no stress parental durante os cancelamentos escolares devido à COVID-19. Os investigadores empregaram análises de regressão linear simples e multivariada na sua investigação. Crianças com dificuldades de saúde ou necessidades especiais, pais com doenças mentais, famílias monoparentais, e famílias de baixos rendimentos, demonstraram ter obstáculos psicossociais adicionais. Penner, Hernandez Ortiz, e Sharp (2021) argumentaram que ficar em casa poderia ter consequências protectoras para crianças e adolescentes com problemas de saúde mental pré-existentes ou de um grupo minoritário quando comparado com a sua posição antes da pandemia entre os adolescentes hispânicos. Uma queda considerável estava ligada ao bom funcionamento da família. Além disso, foram analisados dados de 32.849 inquéritos realizados por estudantes australianos para saber mais sobre o bem-estar emocional dos adolescentes durante a epidemia da COVID-19 em 2020. Para estudar os desafios vividos pelos adolescentes, os investigadores avaliaram dados recolhidos anteriormente com o Índice de Utilidade de Saúde Infantil (CHU9D). Os resultados foram mais elevados entre os indivíduos que tinham menos amigos. Isto indica uma deterioração do bem-estar social e emocional durante a pandemia. (Thomas, et al. 2022)

Abordagem de Investigação

A investigação foi qualitativa. Seguiu os Critérios Consolidados de Relato de Pesquisa Qualitativa e utilizou uma técnica de Análise Fenomenológica Interpretativa (IPA) (COREQ). Entrevistas virtuais semi-estruturadas em linha com as famílias faziam parte do conceito, que incluía uma "abordagem de funilagem", em que as conversações passavam de temas amplos a temas específicos. Em seguida, as entrevistas foram filmadas, transcritas, e debriefed. Os participantes falaram sobre as suas experiências durante o encerramento irlandês, que viu as escolas serem encerradas e nenhuma reunião permitida. A análise de dados temáticos do IPA, que foi feita com o software NVIVO, incluiu leitura/leitura, codificação, agrupamento, iteração, narração, e contextualização. Antes de passar a transcrições mais abrangentes, a abordagem IPA agrupa as transcrições em temas principais. As visões subjectivas do mundo dos investigadores reflectem-se no seu estudo como resultado da ênfase dada por esta abordagem às experiências das pessoas, o que pode ter impacto nas conclusões. Esta estratégia de estudo pode ser útil para a qualidade da investigação, uma vez que minimiza os preconceitos.

Metodologia:

48 famílias foram interrogadas utilizando uma abordagem de entrevista em linha semi-estruturada com perguntas abertas durante o encerramento da pandemia COVID -19. Sentimentos de isolamento social, stress, ansiedade e ideação suicida estão entre os impactos prejudiciais da pandemia sobre a saúde mental de crianças e adolescentes (O'Sullivan et al., 2021). Os participantes, que incluíram pais, tutores, cuidadores, e os seus filhos, discutiram a COVID-19. As estratégias de conveniência e de bola de neve foram utilizadas na metodologia da amostra. As experiências individuais da COVID-19, bem como a saúde mental de crianças e adolescentes, foram examinadas neste estudo. (O'Sullivan et al., 2021).

Procedimento

Os participantes foram encontrados através dos meios de comunicação social e outras plataformas de rede. As entrevistas foram realizadas através de equipas Microsoft, após um briefing inicial e consentimento. Usando uma entrevista semi-estruturada, os investigadores puderam permitir consultas abertas. As famílias relacionaram as suas experiências com as limitações governamentais e as relações familiares prejudicadas em resultado da COVID-19. Depois disso, o investigador realizou uma reunião de informação com os participantes e perguntou-lhes se tinham alguma questão. Por último, mas não menos importante, a entrevista foi transcrita e a fita de áudio foi gravada pelo investigador. Os participantes foram também chamados após a sua conversa para verificar se estavam satisfeitos e para responder a quaisquer preocupações que tivessem em relação ao estudo. Discutiram a epidemia, bem como a quarentena inicial da Irlanda. (O'Sullivan et al., 2021). O conjunto de amostras não foi distribuído geograficamente de forma uniforme, o que constituiu uma das falhas do estudo. As mães foram interrogadas mais do que os pais, mostrando que o género era um factor. Além disso, a adopção da abordagem de entrevista à distância reduz a interacção não-verbal entre o entrevistador e o entrevistado, o que pode revelar informações vitais da sessão. (O'Sullivan et al., 2021) . Vários resultados de estudos, no entanto, contradizem o meu ponto de vista. Apesar das rigorosas medidas de distanciamento social, 38,1%, 36,1%, e 11,1% reduziram voluntariamente a interacção social durante a pandemia da COVID-19 em Taiwan: factores relacionados e associação com a percepção de apoio social, este estudo online descobriu que 38,1%, 36,1%, e 11.1 % reduziu voluntariamente a interacção com os seus amigos durante a pandemia de COVID-19 em Taiwan: factores relacionados e associação com o apoio social percebido, este estudo online descobriu que 38,1 %, 36,1 %, e 11,1 colegas, a infecção por COVID-19 pode ser espalhada através de amigos, colegas de turma, e membros da família. Além disso, os inquiridos que propositadamente limitaram a sua ligação e contacto com outros reportaram níveis inferiores de apoio social, pelo que se sugere que o público em geral advogue uma distância social adequada durante as visitas presenciais e a utilização de máscaras protectoras do rosto. As mudanças na interacção social durante a pandemia da COVID-19 são um processo complicado, incluindo variáveis demográficas e atitudes de saúde, de acordo com os resultados. (Chue et al., 2020) Este estudo encontrou o oposto polar do que observei durante o período de bloqueio da pandemia, mas terei de realizar mais investigação no meu país para comparar os dois.

. Resultados:

Os resultados deste estudo foram divididos em tópicos. A saúde mental das crianças, a saúde mental dos adolescentes e as dificuldades de saúde mental das crianças e adolescentes com autismo foram todas prejudicadas pelo Covid-19. O autor forneceu um relato detalhado dos resultados do estudo e contribuiu para o campo da saúde mental, mas não mencionou a relevância da investigação para o quadro teórico. O primeiro objectivo era ajudar os jovens que sofriam do Covid-19. Tratou das tensões e tensões da crise da COVID-19 e das tensões nas famílias. Como resultado de não poderem contactar os seus colegas de turma e de serem obrigados a ficar em casa durante o encerramento, as crianças tornam-se socialmente distantes e alienadas, segundo os pais e as crianças. (O'Sullivan et al., 2021).

O segundo número, a saúde mental das crianças, foi dividido em três subtemas: o isolamento social, o stress na escola em casa, e a ansiedade causada pelos media e pelas notícias. (O'Sullivan et al., 2021). O terceiro tema, a saúde mental dos adolescentes, foi semelhante aos maus resultados da saúde mental das crianças pequenas. Durante o encerramento, os adolescentes estavam infelizes e ansiosos. Muitos pais expressaram também a preocupação de que a ansiedade dos seus filhos em relação às próximas mudanças, tais como a escola secundária, os faça desviarem-se da sua rotina diária, levando-os a passar mais tempo a jogar jogos de vídeo ou em redes sociais.

O último tema abordou as preocupações de saúde mental que as crianças e os adolescentes autistas enfrentam. Relataram as reacções aterradoras ao bloqueio. A ansiedade era comum entre estes adolescentes. Um pai de uma criança autistas com necessidades especiais descreveu como a preocupação do seu filho surgiu em relação a questões relacionadas. Além disso, aprender sobre a pandemia não teve qualquer efeito sobre a ansiedade existencial, que é caracterizada por um medo paralisante de contrair uma doença.

Conclusão

A epidemia da COVID-19 causou danos a crianças e adolescentes. Esta investigação foi fundamental para avaliar a influência da pandemia COVID-19 na saúde mental de crianças e adolescentes, particularmente durante a pandemia COVID-19. Embora esta investigação tenha sido conduzida com a perícia do autor, houve uma lacuna na medida em que não foi fornecido um quadro teórico. Embora a investigação anterior tenha analisado o impacto da pandemia na saúde mental de crianças e adolescentes, este estudo empregou uma técnica qualitativa, bem concebida e focou uma demografia específica num local vulnerável.

Idosos:

Vulnerabilidade e Resiliência dos Adultos mais Antigos ao Stress durante a COVID- 19 Pandemia.

Resumo--- A infecção por coronavírus tem o potencial de prejudicar a saúde mental e o bem-estar social dos idosos, para além de aumentar os problemas de saúde física (COVID-19). A resiliência, ou a capacidade de adaptação eficiente à adversidade, pode ser uma componente chave para um envelhecimento saudável. No entanto, em termos de medição e associação, a resiliência das pessoas idosas tem recebido menos atenção. O objectivo desta investigação é descobrir quão vulneráveis e resilientes os idosos no RAS Al Khaimah, EAU, estão a sofrer stress durante a epidemia de COVID-19. Investigação descritiva transversal. Os participantes eram de Julphar e RAS Al- Khaimah, duas clínicas de cuidados de saúde primários que prestam serviços de cuidados domiciliários a idosos. As datas são 20 de Setembro de 2021, até 20 de Janeiro de 2022. 168 pessoas idosas com 60 ou mais anos de idade, inscritas nas principais instituições de cuidados de saúde designadas, puderam conversar e aceitaram participar no estudo. Os participantes receberam um questionário electrónico para preencher a fim de recolher dados utilizando os recursos de Internet livremente disponíveis e a aplicação WhatsApp. 69 por cento dos adultos mais velhos tiveram stress elevado durante a COVID-19, em comparação com 31,0 por cento que sofreram stress moderado, com uma pontuação média de 70,60 9,12 e uma pontuação média de 37,75 8,11 na escala de resiliência curta, mostrando que as pessoas mais velhas eram resilientes. Os determinantes estatisticamente significativos da resiliência incluem o nível educacional (B = 1,809) e a posição de trabalho (B = 3,523). O sexo, o título de emprego e o salário foram todos mostrados como sendo estatisticamente significativos na Escala de Stress Percebido (B = -0,311, -2,319, e 2,832, respectivamente). Os resultados da COVID-19 demonstram a resiliência das pessoas mais velhas em termos de capacidade de adaptação psicológica e adaptabilidade. Os praticantes devem tentar encorajar os indivíduos mais velhos a utilizarem capacidades proactivas de lidar com a situação, e as políticas sociais devem ser adaptadas às suas necessidades específicas.

Palavras-chave - adulto ***mais velho***, COVID-19, stress, psicológico, resiliência.

Introdução

Os seres humanos são afectados pelo envelhecimento a um nível físico, psicológico e social. O sistema imunitário dos idosos está enfraquecido, o que os torna susceptíveis a doenças. Além disso, as pessoas idosas são mais susceptíveis a adoecer e necessitam de mais hospitalizações, aumentando o risco de infecção. (Banerjee, 2020). Como resultado, as pessoas correm um maior risco de contrair COVID-19, e as suas doenças crónicas e sistemas imunitários mais fracos tornam-nas mais susceptíveis à pandemia. (Soonthornchaiya, 2020). Em 19 idosos, a pandemia COVID-19 aumentou as suas hipóteses de desenvolver a síndrome do desconforto respiratório e de ter um ataque cardíaco. É também possível que tenha um efeito na sua saúde mental. Pavor, pânico, stress, ansiedade, solidão, desespero e transtorno de stress pós-traumático são todos possíveis impactos psicológicos desta doença pandémica, todos eles podendo levar a problemas de saúde mental (Soonthornchaiya, 2020). O isolamento social, as restrições de mobilidade, a vulnerabilidade financeira, o aumento do risco para a saúde e o stress ligado à pandemia COVID-19 são apenas alguns dos desafios que as pessoas mais idosas podem enfrentar. (Whitehead e Torossian, 2020). A

COVID-19 pode ser uma catástrofe que causa sofrimento humano e perdas, mas também pode ser uma oportunidade para desenvolver novos conhecimentos, tecnologia contemporânea, e modos de vida para sobreviver. Os investigadores definiram a resiliência como um traço de personalidade, processo e consequência que se relaciona com a personalidade ou características pessoais que ajudam na adaptação ao próprio ambiente (Soonthornchaiya, 2020).

A resiliência é um processo complexo e interactivo que envolve componentes biológicos, psicológicos, e ambientais. (Ibrahim, Abdel-Samad e Ali, 2022). Processos que reagem a elementos físicos, psicológicos e ambientais que diferem de pessoa para pessoa podem afectar a resiliência em resposta à percepção de stress. Além disso, a resiliência é descrita como um processo adaptativo que se recupera da adversidade utilizando recursos dependentes do contexto (Ibrahim, Abdel-Samad, e Ali, 2022). Como resultado, o medo, preocupação, solidão e isolamento social que as pessoas mais velhas possam ter sentido durante o surto da COVID-19 podem ter enfraquecido a sua resiliência, pondo em perigo a sua saúde e bem-estar. (Ibrahim, Abdel-Samad, e Ali, 2022). As enfermeiras que lidam com os idosos têm um papel crucial na avaliação da sua saúde mental e na ajuda a este grupo vulnerável na adaptação ao stress através de consultas, implementação de tratamentos de saúde mental apropriados, e programas educacionais. Como resultado, o autor participou na pesquisa Vulnerabilidade e Resiliência dos Idosos ao Stress. Durante a Pandemia COVID-19, que empregou um estudo descritivo transversal para examinar o stress e a resiliência entre adultos mais velhos durante a pandemia COVID-19. Os participantes eram provenientes de duas grandes organizações de cuidados de saúde que prestam cuidados domiciliários aos idosos que não podem visitar clínicas. Os participantes tinham de ter pelo menos 60 anos de idade, ser capazes de comunicar, e estar dispostos a participar na investigação. O estudo eliminou pessoas idosas que não estavam alertas e que tinham problemas médicos/neurológicos importantes. As amostras incluíam todas as pessoas idosas que satisfaziam os critérios de inclusão nos cenários indicados, totalizando 168 adultos idosos (uma amostra consecutiva).

Os investigadores utilizaram um questionário electrónico para recolher dados, que distribuíram aos participantes utilizando recursos em linha disponíveis publicamente e a aplicação WhatsApp. Os participantes foram informados do objectivo do estudo, da sua capacidade de se retirarem a qualquer momento, e do seu anonimato na página de rosto do questionário. Antes da recolha de dados, foi realizada uma amostra piloto (n = 17) para assegurar que os itens do estudo eram claros e apropriados. Os dados da amostra piloto nunca foram utilizados em qualquer outra análise. O questionário foi dividido em quatro partes. As características sociodemográficas incluem idade, sexo, estado civil, nível de educação, rendimento, circunstâncias de vida, história de doenças crónicas, e história de exposição à COVID-19. Sheldon Cohen et co. criou a Escala de Stress Percebido (PSS) (1983). É a técnica psicológica mais amplamente utilizada para determinar como as pessoas percebem o stress. É uma bitola para medir o quão estressantes são os diferentes eventos da vida. As pontuações PSS são calculadas invertendo as respostas aos quatro itens afirmados afirmativamente (itens 4, 5, 7, e 8) e depois somando-os em toda a escala (por exemplo, 0 = 4, 1 = 3, 2 = 2, 3 = 1

& 4 = 0). A Escala de Resiliência Breve (BRS) foi estabelecida por Smith et al. (2008) para medir a capacidade de uma pessoa para se recuperar ou recuperar do stress. Há um total de seis peças neste conjunto. A codificação inversa das coisas 1, 3, e 5 dá-lhes uma pontuação melhor, uma vez que são formuladas de forma positiva, enquanto os itens 2, 4, e 6 são formulados de forma negativa. As respostas são classificadas numa escala de 5 pontos Likert, sendo 1 fortemente discordado e 5 fortemente concordado (fortemente concordado). A média de todas as respostas obteve uma pontuação total que variou entre 6 e 30. Pontuações mais elevadas indicam uma melhor capacidade de lidar com o stress.

Análise estatística

Os dados foram importados para um computador e analisados utilizando o software IBM SPSS versão 20.0. Foram utilizados números e percentagens para descrever os dados (Armonk, NY: IBM Corp). Para confirmar que a distribuição era normal, foi utilizado o teste Kolmogorov-Smirnov. Os dados quantitativos foram descritos utilizando o intervalo (mínimo e máximo), média, desvio padrão, e mediana. A um nível de 5% de significância, foi avaliada a significância dos resultados obtidos. Foram utilizados os seguintes testes:

Coeficiente de Pearson: Para correlacionar entre duas variáveis quantitativas normalmente distribuídas

Regressão: Detectar o factor mais independente e mais afectado que afecta a Escala de Stress Percebido (PSS) e a Escala de Resiliência Breve (BRS)

Resultados

92,3 % das pessoas mais velhas na investigação actual tinham entre 60 e 75 anos

(jovens), com uma idade média de 65,33 5,24 anos, 55,4 % das quais eram do

sexo feminino, 58,3 % eram casadas, e 51,2 % tinham apenas uma educação

elementar. Cerca de 76,8% da população estava desempregada, enquanto, além

disso, metade dos indivíduos mais velhos (62,5%) acreditava que o seu

rendimento era suficiente. 62,5% estavam a ir com as suas famílias. O Quadro 2

revela que a comorbidade era comum nas pessoas idosas (92,3%), com a

hipertensão arterial a representar mais de metade dos participantes (44%). A

maioria dos adultos mais velhos na investigação (88,1%) era positiva para a

COVID-19, embora ligeiramente mais de metade (53,3%) tinha pelo menos um

membro da família que era positivo para a COVID-19, e 76,8% não trabalhava na

área médica. O Quadro 3 revela que 69 % dos indivíduos tinham níveis de stress

elevado durante a COVID-19, em comparação com 31,0 % que tinham stress

moderado, com uma média de $70,60 \pm 9,12$ para todos os itens. Os inquiridos

obtiveram uma média de $37,75 \pm 8,11$ na escala de 10 itens de resiliência curta,

que foi a variável de resultado. (Tabela 4).

Para ver se as características demográficas, as variáveis relacionadas com a

COVID-19, e as variáveis da escala de tensão percebida estavam ligadas a

maiores níveis de resiliência auto-referida na amostra, os investigadores

empregaram uma análise de regressão linear multivariada. O nível educacional (B

= 1,809) e o estatuto laboral (B = 3,523) são ambos estatisticamente

significativos, de acordo com os resultados. (Ver Quadro 5) Na segunda regressão

linear múltipla para determinar os factores que têm impacto na Escala de Stress

Percebida, género, situação laboral e rendimentos foram considerados

estatisticamente significativos (B = -0,311, -2,319, e 2,832).

Quadro 1
*Distribuição dos adultos idosos estudados de acordo com dados
sociodemográficos (n = 168)*

Socio-demographic data	No.	%
Age	155	92.3%
60-74	13	7.7%
75-85		
Gender	75	44.6%
Male	93	55.4%
Female		
Marital status	98	58.3%
Married	70	41.7%
Not married		
Education level	86	51.2 %
	29	
Read &Write	63	37.5 %
Primary education	19	11.3 %
Bachelor degree		
Income	105	62.5%
Enough	28	16.7%
Not enough	35	20.8 %
Enough and saved		
With whom you live	6	3.6 %
Alone	130	77.4 %
Family	29	17.3%
One of the	3	1.8 %
children		
Relatives		

Quadro 2
Distribuição dos idosos estudados de acordo com a comorbidade (n = 168)

Clinical data	NO	%
1- Do you have any chronic disease#		
No	13	7.7 %
Respiratory disease	21	12.5%
Cardiovascular disease	39	23.2 %
Hypertension	74	44.0 %
Renal Disease	6	3.6 %
DM	70	41.7 %
Orthopedic disease	4	2.4 %
Neuropsychiatry	4	2.4 %
Liver diseases		
2. Have you been diagnosed with COVID -19 before		
Yes	20	11.9%
No	148	88.1 %
3. Have any of your family or relatives diagnosed with COVID-19		
Yes		
No	89	53.0%
	79	47.0%
4. Does any of your relatives work in the medical field	39	23.2%
Yes	129	76.8%
No		

Quadro 3:

Análise descritiva dos idosos estudados de acordo com a Escala de Stress Percebido (PSS) (n = 168)

Perceived Stress Scale (PSS)	No.	%
Mild (0–13)	0	0.0
Moderate (14-26)	52	31.0
High (27-40)	116	69.0
Total Score		
Min. – Max.	21.0 - 38.0	
Mean ± SD.	28.24 ± 3.65	
Median	28.0	
Percent Score		
Min. – Max.	52.50 - 95.0	
Mean ± SD.	70.60 ± 9.12	
Median	70.0	

Quadro 4

Análise descritiva dos idosos estudados de acordo com a Escala de Resiliência Breve (BRS)(n = 168)

	Total Score	Percent Score
Brief Resilience Scale (BRS)		
Min. – Max.	11.0 - 21.0	20.83 - 62.50
Mean ± SD.	15.06 ± 1.95	37.75 ± 8.11
Median	15.0	37.50

Discussão:

A pandemia de doença de Coronavírus -2019 (COVID-19) tem causado estragos entre os idosos (Wister et al., 2022). A pandemia de doença de coronavírus de 2019 (COVID-19), de acordo com um estudo prévio, é um factor de stress muito pouco comum que tem influência nos indivíduos e nas comunidades (Hou et al., 2020). De acordo com os Centros de Controlo e Prevenção de Doenças (CDC), 95,5% das mortes causadas pela COVID-19 em 2021 ocorreram em indivíduos com 50 anos ou mais. Este estudo analisou a susceptibilidade e resiliência das pessoas idosas ao stress durante a Pandemia da COVID-19 nos Emirados Árabes Unidos. Os principais resultados do estudo revelaram que durante a COVID-19, 69 por cento das pessoas idosas tiveram stress elevado, enquanto 31,0 % experimentaram stress moderado, com uma média de 70,60 9,12, o que é consistente com resultados anteriores. (Daly e Robinson, 2021; Umucu, 2020; Vannini et al. ,2022; Hou et al., 2020). Como o estudo relatado que foi feito na China durante a pandemia revelou que as mulheres estão mais preocupadas, stressadas, ansiosas, e podem ser isoladas durante a pandemia do que os homens (Hou et al., 2020), o mesmo que a investigação feita nos Estados Unidos, e na Europa que obteve os mesmos resultados estatísticos (Vannini et al., 2023).

Apesar de mais de metade dos participantes (53%) ter pelo menos um membro da família COVID-19 positivo, apenas 11,9% dos participantes tinham sido diagnosticados com COVID-19 na altura da investigação. A comorbidade é comum entre os idosos, como evidenciado pela distribuição das pessoas idosas estudadas em função da comorbidade (92,3 %). A comorbidade tem um impacto significativo nas pessoas idosas a vários níveis, incluindo fisiológico, funcional, psicológico e social, segundo um estudo realizado por Alonzi et al. (2020) & Mitra et al. (2020). Além disso, durante a pandemia da COVID, estratégias de mitigação da distância física, bem como um efeito geral na vida, levantaram adversidades de saúde mental entre pessoas idosas multimórbidas, segundo Vannini et al., (2021). A resiliência dos inquiridos ao stress durante a pandemia COVID -19 obteve uma pontuação média de 37,75± 8,11, indicando elevados níveis de resiliência. Os nossos resultados de resiliência significativa nesta coorte são consistentes com o estudo anterior que revelou uma resiliência de 14-35 por cento nas pessoas mais velhas. (MacLeod et al., 2016; Vannini et al., 2022), Com uma resiliência média de 29,5± 5,9, isto equivale a fortes níveis de resiliência. Estes estudos mostram a adaptabilidade psicológica e perseverança da pessoa idosa face à adversidade (Lind et al., 2020). Os investigadores realizaram uma análise de regressão linear multivariada para examinar se as características demográficas, as variáveis relacionadas com a COVID-19, e as variáveis da escala de stress percebida estavam ligadas a maiores níveis de resiliência auto-referida. De acordo com os resultados, o nível educacional (B = 1,809) e a situação de emprego (B = 3,523) são ambos estatisticamente significativos. É comparável ao estudo Di Crosta et al. (2020), que constatou que ter um nível de educação mais baixo está associado a um maior início de stress pandémico da COVID. Além disso, os dados apoiam a afirmação feita por Qiu et al. (2020) de que a angústia da COVID-19 está relacionada com o nível de educação. Este estudo pode explicar porque é que a educação é vital para a resistência ao stress durante a pandemia de COVID, tanto em termos de percepção como de consciência real da COVID-19. A função física, a confiança e a participação social são todas afectadas pelas condições do local de trabalho. A disfunção física foi associada a um nível inferior de resiliência entre aqueles que tinham muito apoio social, o que é consistente com pesquisas anteriores demonstrando que ter muitos amigos pode ajudá-lo a ser mais resiliente. Entre aqueles que contribuíram para este projecto estão Lamond et al. (2018). Independência nas actividades diárias (ADLs), ser fisicamente activo no trabalho, e estar fisicamente apto são traços físicos ligados à alta resiliência (Childs & De Wit, 2014). Poderá ser necessário examinar os problemas particulares da vida posterior, a fim de alcançar os melhores resultados em termos de desenvolvimento da resiliência. Em regressão linear multivariada, o género, o estatuto de emprego e o rendimento mostraram ser estatisticamente significativos (B =-0,311, -2,319, 2,832) para as características que afectam a escala de stress percebida. De acordo com Kimhi et al. (2020) e Fadila et al. (2021) no Egipto, as mulheres relataram um maior grau de sensação de perigo e sintomas de angústia do que os homens. Estas descobertas podem reflectir normas culturais árabes, nas quais as mulheres são mais propensas a expressar e comunicar sentimentos negativos como medo e preocupação. Os homens são frequentemente menos emotivos, e escondem os seus sentimentos como parte da sua masculinidade. (Fadila et al. 2018). De acordo com o estudo, as mulheres tendem a assumir mais responsabilidades de cuidado (Sharma et al., 2016). Os indivíduos que estão em risco são aqueles que estão a fazer malabarismos no trabalho e/ou deveres domésticos em situações de grande stress (González-Sanguino et al., 2020). Nesta perspectiva, a saúde mental das mulheres adultas mais velhas deve ser mais considerada. De acordo com Thibaut, (2020), as pessoas com baixos rendimentos eram mais propensas a relatar maior ansiedade e sintomas mentais. Também se alinha com um estudo prévio que analisou as variáveis demográficas como preditores de stress e resiliência (Kimhi et al., 2016; Martini 2020). Em conclusão, parece haver uma relação entre as características demográficas e a resiliência ao stress das pessoas idosas nos Emirados Árabes Unidos durante o surto da COVID-19.

Conclusão

As nossas conclusões implicam que a resiliência é importante para enfrentar o stress durante a pandemia COVID-19, contribuindo para o debate em curso sobre a forma de melhorar a resiliência. Os terríveis impactos da pandemia COVID-19 obrigarão o mundo a reconsiderar os seus planos para o futuro, e a resiliência deverá ser uma componente crucial de uma estratégia de envelhecimento saudável para o bem-estar das pessoas mais velhas.

Limitação

Não fomos capazes de avaliar a causalidade, direcção e duração dos efeitos coping uma vez que este estudo era transversal e não continha uma intervenção.

Além disso, as conclusões do estudo não podem ser generalizadas. A investigação futura deve analisar os padrões de resiliência ao longo do tempo num maior número de amostras.

Senhoras grávidas:

A pandemia de infecção pelo coronavírus é uma doença que afecta indivíduos de todos os estratos sociais e os faz temer a morte. Um dos mais belos marcos na vida de uma mulher é estar grávida e ter um filho para amamentar. Ao longo deste período, a mulher irá passar por uma variedade de mudanças físicas e psicológicas. Devido ao coronavírus, as mulheres podem sofrer de ansiedade e preocupação durante este período. A ansiedade e o stress podem afectar as mulheres grávidas e ter uma série de consequências físicas e emocionais para o feto e para o recém-nascido. Em resposta à COVID - 19 epidemia, este artigo analisou e identificou a ansiedade e o stress entre as mulheres grávidas.

COVID-19 (Doença das Infecções Virais Comuns) - Em Dezembro de 2019, foram registados casos em Wuhan, China. A doença teve um efeito desastroso sobre a população, e espalhou-se rapidamente pelo globo (Lounis, 2020). Após a sua identificação como a doença respiratória mais infecciosa com uma alta frequência de transmissão entre humanos conhecida como doença coronavírus, a Organização Mundial de Saúde declarou a Síndrome Respiratória Aguda Severa - Coronavírus, uma emergência sanitária global em 30 de Janeiro de 2020. A

Organização Mundial de Saúde (OMS) declarou-a pandémica a 11 de Março de 2020, depois de se ter propagado a 114 nações e ter morto mais de 4.000 pessoas. (Jelly, et al,2020). O aumento das taxas de morbilidade e mortalidade devido à pandemia de infecção pelo coronavírus estão a prejudicar a população mundial em todas as fases da vida, deixando as pessoas assustadas com o seu futuro (Khasawneh et al, 2020). O Ministério da Saúde e Prevenção dos EAU (2020) está a seguir as directrizes da OMS para prevenir os vírus corona, aumentando a sensibilização da população dos EAU para a saúde através dos meios de comunicação social e fornecendo informações regulares sobre os papéis e regulamentos actualizados sobre a situação actual, a fim de sensibilizar as pessoas para a situação e proteger-se a si e aos outros da doença COVID - 19. O coronavírus é um vírus que pode causar uma variedade de doenças respiratórias, incluindo a constipação e pneumonia comuns. De acordo com o Ministério da Saúde e Prevenção (2020), os sintomas incluem febre, fadiga, tosse seca, desconforto, congestão nasal, corrimento nasal, dor de garganta e diarreia. A epidemia imprevista do COVID-19, que resultou num grande número de casos infectados e de mortes, teve um impacto importante e prejudicial na saúde pública, particularmente na saúde mental, não só entre os profissionais de saúde mas também entre a população em geral (Moralesa, et al 2020). A doença terá um impacto maior nas populações vulneráveis, como as mulheres grávidas, devido à complexidade desta epidemia global. (Gonzalez, Ganho-vila, e Torre-Luque, 2020). A gravidez é uma das mais belas experiências que uma mulher pode ter, dando à sua vida uma dimensão totalmente nova. As mulheres podem sofrer tensão e preocupação durante a gravidez devido ao perigo de resultados obstétricos desfavoráveis, tais como a mortalidade fetal. (Jelly, et al, 2020).

Solidão, desespero, perturbações do sono, fúria, ansiedade e stress são apenas algumas das questões de saúde mental que podem ter impacto nas mulheres grávidas de famílias de baixo e médio rendimento. Estes ambientes pobres podem induzir doenças físicas e mentais em recém-nascidos, bem como aumentar as hipóteses de parto prematuro e morte infantil (Gonzalez, Ganho-vila, e Torre-Luque, 2020). As mulheres grávidas correm um risco elevado de ansiedade e stress como resultado de mudanças súbitas e extremas na rotina diária causadas pelo auto-isolamento, distanciamento social, acompanhamento limitado com um médico, opções de parto, preocupação descontrolada com a sua saúde, a segurança do seu bebé por nascer, e perguntas sobre o uso de vacinas ou medicamentos para profilaxia e tratamento. (Jelly, et al, 2020).

As mulheres com gravidezes complicadas têm maiores níveis de sintomas de ansiedade do que as grávidas de baixo risco, o que pode levar a mais cesarianas (Stepowicz, 2020). As mulheres grávidas são mais propensas a sofrer ansiedade e depressão durante a epidemia de COVID-19, que está ligada à sua idade, estatuto cultural, e duração da gravidez. Durante o período pré-natal, problemas com actividade física, alimentação e padrões de sono podem afectar o humor da mãe e o crescimento do feto. O aborto, o parto prematuro, o baixo peso à nascença, e os resultados inferiores do Apgar no parto estão todos ligados à ansiedade pré-natal e aos sintomas de depressão. Uma mãe que é stressada durante o seu período pré-natal é mais susceptível de produzir dificuldades cognitivas e comportamentais no

seu filho devido a alterações na estrutura do cérebro. (Gonzalez, Ganho-vila, e
Torre-Luque, 2020).

Todos estes factores de risco podem ter uma influência física, psicológica e
emocional nos recém-nascidos, aumentando a probabilidade de parto prematuro e
mesmo de morte infantil, especialmente durante uma pandemia. Isto pode causar
tensão e stress nas mães, especialmente durante este período (Moralesa, et al
2020). De acordo com vários estudos sobre a depressão pós-parto, é mais provável
que a mulher fique deprimida após o parto. As mulheres podem também ter
contacto directo com os seus fetos e cuidar deles durante este período, o que pode
beneficiar tanto a mãe como o recém-nascido. (Botha, Niela-Vilen, e Reimers,
2020). Como resultado, as mulheres nesta fase da vida são mais propensas a
deprimir-se e têm problemas de saúde mental (Botha, Niela-Vilen, e Reimers,
2020). Foi feito um estudo transversal utilizando a aplicação Google forms survey
online em Hindi e a ligação web foi distribuída utilizando a aplicação de
mensagens WhatsApp para examinar o efeito psicológico e o nível de ansiedade
entre as mulheres grávidas como resultado do súbito surto de COVID-19.
Participantes Todas as mulheres grávidas que não tinham antecedentes de
problemas mentais e não foram diagnosticadas com COVID-19 foram incluídas
na investigação.   Nos distritos de Dehradun, Haridwar, e Nanital, as
trabalhadoras Social Health Activist acreditadas recolheram dados sobre mulheres
grávidas em Centros de Saúde Primários e Centros de Saúde Comunitários. A
sondagem foi completada por 333 mulheres grávidas de um total de 798 que
participaram (Jelly, et al,2020). Os resultados do estudo sugerem que as mulheres

grávidas tiveram um impacto psicológico limitado e um baixo grau de preocupação. (Jelly, et al,2020).

O estudo descobriu que os efeitos psicológicos e os níveis de ansiedade entre as mulheres grávidas em Uttarakhand eram bastante baixos. Como resultado, a identificação precoce de mães de alto risco é crucial para desenvolver um planeamento estratégico adequado para evitar os efeitos negativos do stress psicológico materno sobre o bebé em desenvolvimento. (Jelly, et al,2020).

Outro estudo longitudinal irá analisar o impacto psicopatológico da pandemia nas mulheres grávidas, bem como as disparidades entre mulheres grávidas e não grávidas. Ao longo de 50 dias, 102 mulheres grávidas e 102 não grávidas participaram neste estudo, que utilizou o Inventário de Ansiedade do Estado-Traço e o Cronograma de Efeitos Positivos e Negativos. Todas as mulheres mostraram um aumento consistente dos indicadores psicopatológicos, bem como uma diminuição do efeito positivo. A tristeza, a ansiedade, e o efeito negativo foram todos mais elevados nas mulheres grávidas do que nas não grávidas. Além disso, as mulheres grávidas mostraram um nível mais baixo de afecto positivo do que as não grávidas. (Moralesa, et al 2020). Um estudo de mães grávidas e lactantes foi levado a cabo por 118 obstetras. Foi-lhes emitido um inquérito em linha no Sul da Índia, utilizando a plataforma Survey Monkey. Cerca de 40% dos inquiridos afirmaram ter sido abordados por mais de 10 mulheres preocupadas com a COVID-19, e 14,4% afirmaram ter testado mulheres grávidas ao cuidado do vírus (Nanjundaswamy, et al, 2020). Devido à importância das conclusões do estudo para a gravidez e os resultados do bebé, obstetras e parteiras devem ser treinadas para lidar com o sofrimento psicológico durante toda a actual epidemia. (Nanjundaswamy, et al, 2020). Este tempo ou fase da vida é crítico, uma vez que tem uma vasta gama de implicações sanitárias tanto para as mães como para os fetos (Nanjundaswamy, et al, 2020). Como consequência da nossa investigação, o problema será identificado e a equipa de saúde será capaz de o resolver. Como resultado da pandemia COVID -19, as mulheres grávidas estão a lidar com uma série de desafios, incluindo o medo e o stress como resultado da doença. O feto e o recém-nascido podem sofrer de uma deficiência física, psicológica e emocional como resultado disso. Terá também um efeito sobre as mães, causando-lhes problemas mentais.

Universidade de Ciências Médicas e da Saúde:

Devido a isso, os sectores educacionais da medicina e das ciências da saúde deram o seu melhor para evitar que os estudantes contraiam qualquer doença quando vão para as áreas clínicas para formação. O protocolo das universidades em colaboração com os hospitais é o de manter os estudantes de enfermagem em segurança e executar as competências de forma precisa e inofensiva. No hospital, havia muitos pacientes com doenças crónicas ou infecciosas que os estudantes devem cuidar e certificar-se de que prestam cuidados de saúde de forma segura e correcta.

Isto pode afectar o desempenho dos estudantes de enfermagem quando vão à clínica para formação e pode causar perigo para o paciente e para os estudantes ao mesmo tempo.

Impacto da COVID - 19 pandemia na atitude e prática dos estudantes de enfermagem durante a formação clínica

Abstrato

O objectivo deste estudo era ver como as pandemias COVID-19 afectavam as atitudes e práticas dos estudantes de enfermagem ao longo da formação clínica. No caso dos estudantes de Bacharelato em Enfermagem, foi realizado um estudo quantitativo, descritivo e transversal, com 198 amostras colhidas em fila. A ferramenta de recolha de dados está dividida em duas secções: a primeira contém informação demográfica, e a segunda tem dois inquéritos de atitude e prática. A maioria dos participantes eram raparigas entre os 21 e os 25 anos de idade, no seu quarto ano de estudo, a trabalhar numa ala hospitalar, e a viver com os seus pais, sem riscos para a saúde. Além disso, foram testadas 11 a 19 vezes, e os resultados negativos não foram separados dos resultados negativos nas suas famílias. Os principais resultados mostraram que as atitudes e práticas dos estudantes eram médias (73,7%, 70,2%). Em conclusão, as atitudes e práticas dos estudantes de enfermagem foram médias durante a formação clínica e necessitam de um programa de formação para cultivar as competências dos estudantes em gestão de desastres.

Palavras-chave: **Atitude e prática, Bacharelato em Enfermagem, formação clínica, COVID-19.**

Introdução:

O coronavírus é uma doença que pode ter um impacto negativo na saúde das pessoas e pode produzir sintomas que vão desde uma constipação a uma doença grave e até à morte. Devido à pandemia, os estudantes de enfermagem em formação em hospitais enfrentam vários desafios para lidar e cuidar de pacientes hospitalizados. Isto pode ter um impacto na saúde do paciente, bem como na atitude e prática do estudante enquanto se submete à formação clínica. Os primeiros casos de COVID - 19 foram relatados em Wuhan, China, em Dezembro de 2019. A doença causou um caos na população, e espalhou-se rapidamente pelo globo terrestre. (Lounis, 2020). O Ministério da Saúde e Prevenção (2020) dos Emirados Árabes Unidos (EAU) segue as normas da OMS para evitar a transmissão do coronavírus, fornecendo excelente informação sanitária a todos os cidadãos dos EAU através dos meios de comunicação social. O material é fornecido regularmente, com ênfase na informação actualizada ligada às responsabilidades e regras actuais, o que sensibiliza o público para a pandemia e encoraja os indivíduos a protegerem-se a si próprios e aos outros da doença COVID - 19 COVID. Os sectores educacionais, incluindo os estudantes universitários, especialmente os envolvidos na educação médica e de enfermagem, foram um dos grupos mais impactados, uma vez que esses estudantes desempenham um papel crítico na manutenção da saúde e na promoção do bem-estar de todas as populações. Como resultado, os estudantes universitários constituem um grupo de alto risco para a prevenção e promoção da doença

(Cohen, Hoyt, & Dullb, 2020). Os estudantes de enfermagem são os futuros

profissionais de saúde com base na qualidade da sua formação e ensino; esta

epidemia irá afectar os seus conhecimentos, atitude e prática durante a sua

formação clínica. (Joshi, Madhura, & Jamadar, 2020). Os desafios enfrentados

pelos estudantes de enfermagem durante a COVID-19 podem reagir

negativamente à sua atitude e prática durante a formação clínica, causando assim

má qualidade dos cuidados aos pacientes. Por outro lado, os estudantes precisam

de prevenir, gerir, e controlar o seu estado de saúde e bem-estar enquanto vão para

a formação clínica. (Chen, Lai & Tsay, 2020). Alguns estudos de investigação

indicaram a importância de estudar sobre a COVID - 19 pandemia e o seu efeito

nos estudantes de enfermagem. Infelizmente, a literatura disponível ainda não

offer análises suficientemente aprofundadas das experiências dos estudantes de

enfermagem durante esta pandemia, que poderiam significantly affecting o nível

de compreensão global da gravidade dos problemas das necessidades dos

estudantes de enfermagem, e difficulties em crises extremas. (Lovric, Farcˇicʺ,

Mikšic' & Aleksandar, 2020). Este estudo visa avaliar o impacto da COVID - as

19 pandemias na atitude e prática dos estudantes de enfermagem durante a

formação clínica e determinar a associação entre COVID - as 19 pandemias na

atitude e prática com variáveis demográficas seleccionadas, incluindo o ano de

estudo, a colocação clínica, Quem vive com eles em casa, Se eles ou os seus

familiares têm quaisquer condições de risco. Têm também a condição de risco, o resultado do teste COVID-19, e estão isolados por causa dos resultados positivos do teste COVID-19.

Métodos

Amostragem:

Todos os participantes eram estudantes de Bacharelato em Ciências em enfermagem, actualmente a estudar nas Faculdades de Enfermagem dos Emirados do Norte e a frequentar formação clínica nos hospitais eram 345 estudantes de quatro universidades (a Universidade de Sharjah - Sharjah, Higher College of Technology - Sharjah, Fatima College of health science - Ajman, RAK Medical and Health Science University - Ras Al Khaimah). As amostras foram 198 amostras consecutivas de Bacharelato em Ciências em estudantes de enfermagem que iam para a clínica para formação.

Os critérios de inclusão do estudo de investigação foram todos os bacharelatos em estudantes de enfermagem que vão para a formação clínica nos hospitais. Por outro lado, os critérios de exclusão foram os Bacharelatos em estudantes de enfermagem que não estavam a frequentar formação clínica nos hospitais.

Instrumentação:

As ferramentas contêm dois questionários auto-construídos que incluem o seguinte:

Secção I: um questionário sobre informação pessoal dos participantes que consiste em 12 perguntas que incluem idade, sexo, ano do estudo, a área actual de colocação clínica, com os quais se mantêm em casa, se eles ou os seus familiares estavam a ter quaisquer condições de risco para a saúde, se fizeram o teste

COVID-19 e os resultados se estão a ser isolados devido a contactos COVID-19

ou devido a resultados positivos. Por último, se estiverem a ter contacto com a

COVID - 19 pessoas.

Secção II: um questionário sobre a atitude e a prática dos estudantes de

enfermagem em relação aos cuidados de doentes durante a COVID - as 19

pandemias; esta secção está dividida em duas partes:

A Parte A consiste em 12 perguntas utilizando uma escala de Likert que variava

entre cinco e cinco, e uma que discordava fortemente estava relacionada com a

avaliação das atitudes dos estudantes de enfermagem em relação aos cuidados de

pacientes durante a COVID- 19 pandemias. As perguntas concentraram-se nas

atitudes dos estudantes de enfermagem em relação à COVID-19 e ao tratamento

de pacientes que o foram:

Orgulhar-me-ia de ser um front-liner (que lida directamente com pacientes da

COVID-19), sinto-me confiante de poder prestar cuidados a potenciais pacientes

positivos da COVID-19, sinto-me motivado para trabalhar melhor se receber um

reforço positivo dos pacientes ou das suas famílias, sinto-me competente para

prestar cuidados aos pacientes durante qualquer crise relacionada com a saúde,

estou disposto a prestar cuidados aos pacientes recuperados da COVID-19, estou

preocupado em transmitir a infecção da COVID-19 aos meus familiares cada vez

que volto da área clínica, Acredito que o uso de equipamento de protecção pessoal

pode ajudar na prevenção da infecção COVID -19, acredito que manter uma

higiene frequente das mãos pode ajudar na prevenção da infecção COVID -19, tenho medo de ser infectado com COVID -19, hesito em entrar no quarto do paciente mesmo que o paciente seja COVID -19 negativo, estou preocupado com a ideia de que os meus pacientes tenham sido testados para COVID -19 recentemente, normalmente fico incomodado quando o meu relatório de teste COVID -19 é atrasado.

A Parte B consiste em 11 perguntas que utilizam uma escala Likert de acordo com a qual cinco pessoas discordam fortemente foi uma relacionada com a avaliação da prática do estudante de enfermagem em relação ao cuidado do paciente durante a COVID- 19 pandemias. As perguntas concentraram-se na prática dos estudantes de enfermagem em relação à COVID-19 e no tratamento de pacientes que o foram:

A minha prática clínica tem sido afectada, uma vez que não posso comunicar cara a cara e discutir casos com os meus colegas como antes da pandemia, realizo os procedimentos com os doentes à pressa, pois tenho medo de ser infectado com COVID - 19 hoje em dia, pratico frequentemente a higiene das mãos para evitar a propagação da infecção COVID - 19, estou a colocar equipamento de protecção pessoal antes de lidar com qualquer doente, mesmo que sejam COVID - 19 negativos, Sou capaz de comunicar eficazmente com os meus pacientes mesmo com a minha máscara posta, o distanciamento físico não interfere na minha capacidade de realizar procedimentos clínicos, receber orientação apropriada dos meus preceptores durante esta pandemia ajudou-me a cumprir os meus objectivos clínicos, estou a ter oportunidades de realizar procedimentos clínicos como sinal vital, curativos, distribuição de medicamentos, etc....Mesmo durante esta pandemia, sou capaz de realizar diferentes capacidades de gestão de crises como triagem e priorização dos casos, o surto COVID- 19 teve um impacto positivo na minha formação clínica, estou a certificar-me de seguir as directrizes do hospital e da universidade ao entrar em contacto com o COVID - 19 paciente positivo.

A validade e fiabilidade:

A validade do conteúdo do instrumento foi levada a cabo por especialistas das áreas da educação, enfermagem e medicina. O alfa Cronbach para a fiabilidade foi estimado em 0,81.

Estudo Piloto:

Foi realizado um estudo de viabilidade sobre estudantes de enfermagem de 10 estudantes. Com base nos resultados do estudo piloto, o resultado do último COVID - 19 foi acrescentado às informações demográficas dos estudantes

Desenho:

Foi feito um estudo quantitativo, descritivo e transversal sobre determinadas escolas de enfermagem dos Emirados Árabes Unidos.

Procedimento de recolha de dados:

O procedimento de recolha de dados teve início após aprovação pelos Comités de Investigação e Ética de quatro faculdades de enfermagem, que teve início a 13 de Janeiro de 2021. Assim, o questionário foi enviado pela plataforma online do Google a todos os estudantes de enfermagem que iam para a formação clínica nos hospitais de quatro faculdades, por correio electrónico preenchido por eles após acordo sobre o formulário de consentimento.

As respostas e a recolha do questionário demoraram cerca de três meses, tendo terminado a 22 de Março de 2021.

Resultados

Os dados foram analisados usando estatísticas descritivas como frequência, percentagem, média e desvio padrão para avaliar o impacto da COVID - 19 pandemia nas atitudes e práticas dos estudantes de enfermagem durante a formação clínica e estatísticas inferenciais como o teste ANOVA e o teste Qui-quadrado para verificar o significado entre as variáveis usando o Pacote Estatístico para as Ciências Sociais (SPSS) versão 22.

Participantes:

Os participantes eram estudantes de enfermagem de n=198 e as análises apresentadas no Quadro 1 mostraram que a maioria dos 58,3% dos estudantes de enfermagem eram do grupo etário entre 21 e 25 anos (21,47 ± 5,227), mulheres (1,07 ± 0,248)(93,4%), 4º ano de estudo de enfermagem (2,96 ± 0,947) (35,4%), trabalhando na enfermaria (25,8%) e vivendo com os seus pais (75,8%)(1,66 ± 2,476). Ao mesmo tempo, a variável de ter qualquer condição de risco é a média e std. o desvio foi de 1,18 ± 2,132. Assim, cerca de 74,9% dos estudantes não sofriam de qualquer condição de risco para a saúde, mas as suas famílias sofriam de condições de risco para a saúde (1,64 ± 3,144), especialmente de hipertensão (40,2%). A maioria dos estudantes foi testada entre 11 a 19 vezes (47%) com média e desvio Std. como 13,99 ± 6,882, resultados negativos do teste (1,96 ± 0,591) (94%), não isolados (58,6%)(1,58 ± 0,505) com resultados negativos do teste familiar (55,1%)(1,58 ±0,562).

Quadro 5:

Análise das informações pessoais dos estudantes de Bacharelato em Enfermagem (n=198)

Personal information	Mean ± Std Deviation	Frequency	Percent
Age			
Missing data		7	3.5%
18 – 20 years old	21.47 ± 5.227	60	30.2%
21 – 25 years old		115	58.3%
26 – 30 years old		11	5.5%
31 – 40 years old		5	2.5%
Gender			
Female	1.07 ± 0.248	185	93.4%
Male		13	6.6%
Year of Bachelor of Science in Nursing study Year 1		15	7.6%

	2.96 ± 0.947	47	23.7%
Year 2		47	23.7%
Year 3		66	33.3%
Year 4		70	35.4%
The current area of clinical placement			
Missing data		2	1%
Emergency Unit		16	8.1%
Intensive Care Unit /Cardiology Care Unit	4.21 ± 1.892	9	4.5%
Medical Ward		51	25.8%
Surgical Ward		37	18.7%
Community Health Centers		45	22.7%
Psychiatric Ward		4	2%
Pediatric Ward		22	11.1%
Obstetrics/Gynecology Wards		12	6.1%
Who lives in the same house with you			
My spouse	1.66 ± 2.476	32	16.2%
My parents		150	75.8%
My grandparents		9	4.5%
My children		32	16.2%
My siblings		78	39.4%
My roommate		10	5.1%
I live alone		4	2%
Other		13	6.6%
Do you have any health risk conditions, choose which of the following health risk conditions you are suffering from:			

No risk condition		149	74.9%
Diabetes		12	6%
Obesity	1.18 ± 2.132	8	4%
Hypertension		6	3%
Chronic heart disease		1	0.5%
Respiratory disease		16	8%
Smoking		3	1.5%
Autoimmune diseases		3	1.5%
others		10	5%
Does any of your family members(living in the same house) have any health risk conditions, choose which of the following health risk conditions your family member is having			
No risk condition		50	25.1%
Diabetes		75	37.7%
Obesity		23	11.6%
Hypertension	1.64 ± 3.144	80	40.2%
Chronic heart disease		35	17.6%
Respiratory disease		30	15.1%
Smoking		12	6%
Autoimmune diseases		4	2%
Other		18	9%
How many times have you done the PCR test			
Missing data		8	4%
5 – 10 times		55	27.5%
11 - 19 times	13.99 ± 6.882	93	47%

20 – 30 times		42	21%
What is the result of your last COVID-19 test?		4	
Missing data		8	2%
Positive	1.96 ± 0.591	186	4%
Negative			94%
Have you been isolated because of being in contact with COVID positive person, or obtaining a positive PCR test?	1.58 ± 0.505	1	0.5%
Missing data		81	40.9%
Yes			
No		116	58.6%
Have any of your close relatives (first-degree relatives) tested positive for COVID-19 recently?			
Missing data	1.58 ± 0.562	2	
Yes		87	1%
No		109	43.9%
			55.1%

Nota. n = 198 bacharelato em ciências em enfermagem esta tabela contém toda a informação demográfica dos estudantes como idade, sexo, ano de estudo, colocação clínica, com quem vivem, se eles ou a sua família têm condições de risco, quantas vezes fazem o teste PCR e o resultado do teste, e se estão isolados para um teste positivo. A análise foi feita utilizando média, desvio padrão, frequência, e percentagem.

Análises do impacto da COVID - 19 pandemia na atitude e prática do

estudante de enfermagem durante a formação clínica:

Esta secção mostrada na figura 2,3 discute as análises do impacto da COVID - as 19 pandemias nas atitudes e práticas dos estudantes de enfermagem em relação aos cuidados com os doentes (N = 198); a figura 2 é sobre as análises do impacto da COVID - as 19 pandemias na atitude dos estudantes de enfermagem mostraram que eu teria orgulho em ser um líder (que lida directamente com doentes da COVID-19) estava fortemente de acordo (49 %), sinto-me confiante que posso prestar cuidados a potenciais 19 doentes positivos da COVID 19 estavam fortemente de acordo (32,8%). Mas esta variável motiva-me a trabalhar melhor se receber reforços positivos dos pacientes ou das suas famílias, obtendo duas percentagens semelhantes em duas opções fortemente discordantes e neutras que eram 24,7%.

Esta variável à qual me sinto competente para prestar cuidados aos doentes durante qualquer crise relacionada com a saúde, a resposta neutra dos estudantes foi de 27,3%. Estas variáveis a maioria dos estudantes concordaram fortemente e concordaram que onde estou disposto a prestar cuidados aos doentes em recuperação da COVID - 19 foi (39,4%), estou preocupado em transmitir a COVID - 19 infecções aos meus familiares cada vez que regresso da área clínica (58.1%), acredito que usar equipamento de protecção pessoal pode ajudar a prevenir a infecção COVID -19 (27,8%), acredito que manter uma higiene frequente das mãos pode ajudar a prevenir a infecção COVID -19 (31,3%) e tenho medo de ser infectado com COVID - 19 foram 32,8%. Hesito em entrar no quarto do paciente mesmo que o paciente seja COVID - 19 negativo, e estou preocupado com o facto de os meus pacientes terem sido testados para COVID -19

recentemente terem ficado neutros (35,9% e 53%). A última variável que

normalmente me incomoda quando o meu relatório de teste COVID -19 é adiado

foi acordado (28,3%).

A figura 3 mostra análises do impacto da COVID - 19 pandemia na prática dos

estudantes de enfermagem em relação aos cuidados a doentes. A pontuação da

variável na minha prática clínica foi afectada, uma vez que não posso comunicar

cara a cara e discutir casos com os meus colegas como antes da pandemia ser

neutra (37,9%), realizo os procedimentos com os doentes à pressa, pois tenho

medo de ser infectado com COVID - 19 hoje em dia era 25,8% como neutro.

Além disso, pratico frequentemente a higiene das mãos para evitar a propagação

da COVID - 19 infecções, concordo fortemente (47,5%). Estou a colocar

equipamento de protecção pessoal antes de lidar com qualquer doente, mesmo que

sejam COVID - 19 negativos concordam fortemente (42,4%). Além disso, posso

comunicar eficazmente com os meus pacientes, mesmo com a minha máscara

posta, foi acordado (29,8%). Estas variáveis, na sua maioria respondidas de forma

neutra, foram o distanciamento físico que não interfere com a minha capacidade

de realizar procedimentos clínicos, receber orientação apropriada dos meus

preceptores durante esta pandemia ajudou-me a cumprir os meus objectivos

clínicos, e estou a ter oportunidades de realizar procedimentos clínicos como

sinais vitais, curativos, distribuição de medicamentos, etc..... Mesmo durante esta

pandemia, posso realizar diferentes capacidades de gestão de crises, como triagem e priorização dos casos, a COVID- 19 surto teve um impacto positivo na minha

formação clínica e a sua percentagem foi (36,9%, 35,9%, 31,3%, 36,9%, e

36,4%). A última variável foi o facto de me certificar de seguir as directrizes

hospitalares e universitárias ao entrar em contacto com a COVID - 19 pacientes

positivos concordaram fortemente (47,5%).

A categoria de pontuação total da atitude e prática dos estudantes de enfermagem

em relação aos cuidados de doentes mostrou na figura 4 que os estudantes de

enfermagem tinham uma atitude média em relação aos cuidados de doentes

(73,7), e a categoria de pontuação total da prática dos estudantes de enfermagem

em relação aos cuidados de doentes mostrou que os estudantes de enfermagem

tinham uma prática média em relação aos cuidados de doentes (70,2%).

Figura 2:

*Análises do impacto da COVID - 19 pandemia nas atitudes dos estudantes de
enfermagem em relação aos cuidados com os doentes (n=198)*

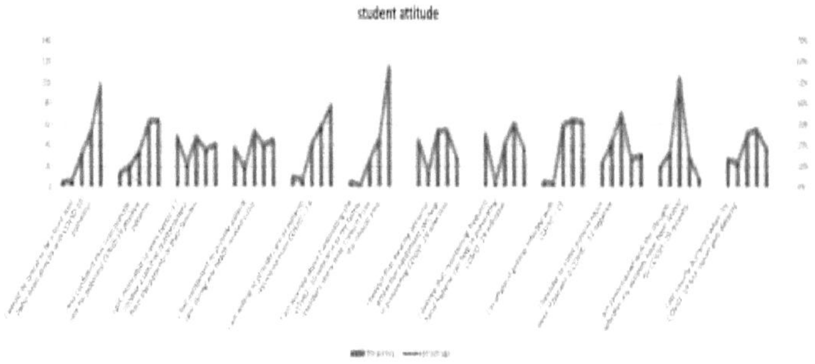

Nota. n = 198 este número contém todas as variáveis relacionadas com a atitude dos estudantes de enfermagem para com os cuidados ao paciente durante a pandemia COVID-19 que foram categorizados como fortemente discordantes, discordantes, neutros, concordam, e concordam fortemente em identificar a frequência e percentagem de cada variável e, por último, é a categoria de pontuação total de atitude que foi identificada pela atitude pobre, média e boa que o resultado mostrou atitude média.

Figura 3 :

Análises do impacto da COVID - 19 pandemia na prática dos estudantes de enfermagem em relação ao cuidado do paciente(n=198)

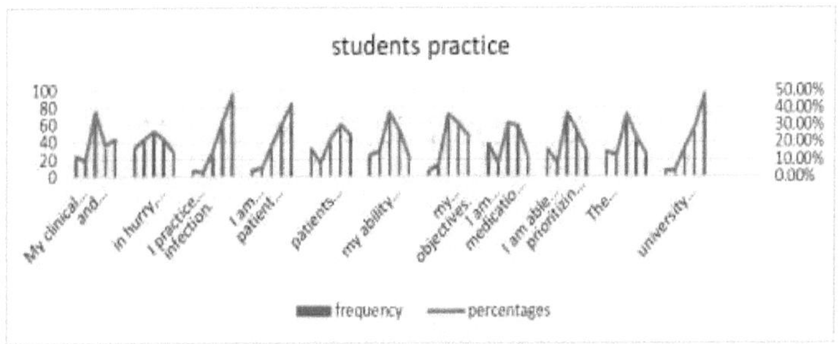

Nota. n = 198 este número contém todas as variáveis relacionadas com a prática dos estudantes de enfermagem em relação aos cuidados de pacientes durante a pandemia COVID-19 que foram categorizados como fortemente discordantes, discordantes, neutros, concordam, e concordam fortemente em identificar a frequência e percentagem de cada variável,

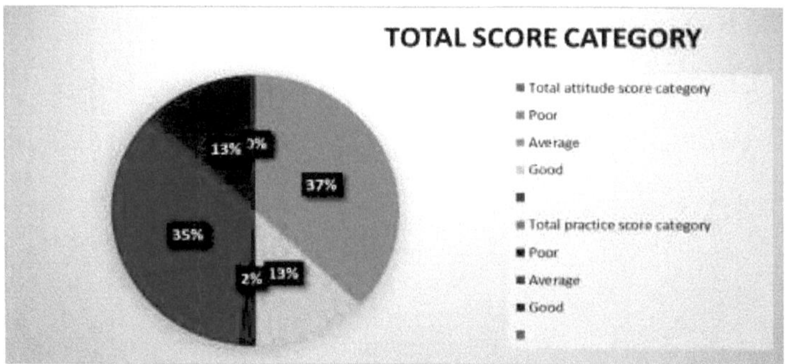

Nota: o número mostrou a pontuação total da atitude e prática dos estudantes de enfermagem em relação aos cuidados com os doentes durante a pandemia de COVID-19, que foi média.

Associação entre COVID - as 19 pandemias sobre a atitude e a prática com variáveis demográficas seleccionadas

O Quadro 6 identifica a associação entre COVID - as 19 pandemias sobre a atitude e a prática com variáveis demográficas seleccionadas, incluindo o ano do estudo, a colocação clínica, Quem vive com eles em casa, Se eles ou os seus familiares estão a ter quaisquer condições de risco para a saúde e qual é a condição de risco que estão a ter, Quais foram os resultados do teste COVID-19 e se estão a ser isolados, mostra que não há associação significativa entre COVID - 19 pandemia sobre a atitude e prática com variáveis demográficas seleccionadas, excepto a atitude dos estudantes de enfermagem, ano do estudo ($\chi2$=12.223, p= 0,029), que vive consigo em casa respondeu, os meus irmãos ($\chi2$=4,294, p= 0,080), qual é o estado de risco para a saúde que sofre, obesidade ($\chi2$=5,898, p= 0,094) e doença respiratória ($\chi2$=7,506, p= 0,027). Por último, qual é o estado de risco para a saúde que o seu familiar sofre de doença auto-imune respondida ($\chi2$=6.576, p= 0,073)?por outro lado, para a prática dos estudantes de enfermagem, não há associação significativa entre COVID - as 19 pandemias na prática dos estudantes de enfermagem com variáveis demográficas seleccionadas, excepto quem vive consigo em casa respondeu, o meu cônjuge ($\chi2$=5.388, p= 0,054) e o meu companheiro de quarto ($\chi2$=5,715, p= 0,063), qual é o estado de risco para a saúde que sofre, diabetes ($\chi2$=3,880, p= 0.071), qual é a condição de risco para a saúde de que o seu familiar sofre, hipertensão ($\chi2$=8,631, p= 0,013), não tendo qualquer condição de risco ($\chi2$=15,045, p= 0,000). Finalmente, se tiver sido isolado devido aos resultados positivos da COVID-19 ($\chi2$=12.893, p= 0.009)

Quadro 6:

Associação entre COVID - 19 pandemia sobre a atitude e a prática com variáveis demográficas seleccionadas

Demographic variables	Value($\chi2$)of the attitude	Significance of	Value($\chi2$)of	Significance

	nursing students	(at 0.05 level)	practice of nursing students	(at 0.05 level)
Year of the study	12.223	0.029	5.802	0.412
Clinical placement	23.511	0.192	0.523	0.470
Who lives with you in the house :				
My spouse	1.183	0.588	5.388	0.054
My parents	1.427	0.505	0.817	0.712
My grandparents	1.459	1.000	1.084	0.585
My children	1.428	0.482	1.843	0.357
My siblings	4.294	0.080	2.332	0.291
My roommate	2.405	0.486	5.715	0.063
I live alone	3.595	0.290	1.580	0.626
Other	1.409	0.761	2.569	0.269
What is the health risk condition you are suffering from				
Diabetes	1.227	0.760	3.880	0.071
Obesity	5.898	0.094	1.919	0.216
Hypertension	1.722	0.68	1.414	0.346
Chronic heart disease	3.530	1.000	2.594	0.276
Respiratory disease	7.506	0.027	0.118	0.768
Smoking	2.703	0.570	1.965	0.561
Autoimmune diseases	4.354	0.203	1.965	0.561
Other	5.291	0.131	0.775	0.462
Not having any risk condition	3.050	0.210	2.768	0.222
What is the health risk condition you family member is suffering from				
Diabetes	0.593	1.000	4.333	0.108
Obesity	4.807	0.111	2.772	0.287
Hypertension	1.687	0.443	8.631	0.013
Chronic heart disease	0.711	0.733	1.580	0.626
Respiratory disease	2.727	0.299	2.383	0.224
Smoking	1.588	0.751	2.147	0.306
Autoimmune diseases	6.576	0.073	0.731	1.000
Other	5.318	0.133	0.135	1.000
Not having any risk condition	0.898	0.683	15.045	0.000
if you have been isolated because of COVID-19 positive results	5.497	0.628	12.893	0.009

P < 0.05

Nota. n = 198 esta tabela contém a associação entre COVID - 19 pandemia sobre a atitude e prática com variáveis demográficas seleccionadas incluindo o ano do estudo, a colocação clínica, Quem vive com eles em casa, Se eles ou os seus familiares estão a ter alguma condição de risco para a saúde e qual é a condição de risco que estão a ter, Qual

foi o resultado do teste COVID-19 e se estão a ser isolados. A associação foi medida

utilizando o qui-quadrado e identificando o significado ao nível de (P < 0,05)

Discussão

A pandemia COVID-19 é uma doença que pode afectar todos os aspectos

da vida e aprendizagem humanas, especialmente a educação dos profissionais de

saúde, incluindo currículo, métodos de ensino, e instrução clínica. Este estudo

visou avaliar o impacto da pandemia de COVID-19 na atitude e práticas dos

estudantes de enfermagem durante a formação clínica.

 A maior parte dos estudantes de enfermagem eram do grupo etário entre 21 e 25

anos, mulheres, 4º ano de estudo de enfermagem, trabalhando numa enfermaria,

vivendo com os seus pais, não sofrendo de qualquer condição de risco para a

saúde, com as suas famílias sofrendo de condição de risco para a saúde,

especialmente hipertensão. Além disso, a maioria dos estudantes foi testada para

COVID -19 entre 11 a 19 vezes com resultados negativos no teste, não isolados e

resultados negativos familiares.

Um questionário de duas variáveis avaliou os objectivos do estudo; uma variável

foi a avaliação do impacto da COVID - 19 pandemia na atitude dos estudantes de

enfermagem em relação aos cuidados de pacientes e a segunda no impacto da

COVID - 19 pandemia na prática dos estudantes de enfermagem de cuidados de

pacientes. Também tinha sido identificada a associação entre o impacto da pandemia COVID-19 na atitude e práticas dos estudantes de enfermagem durante a formação clínica com variáveis demográficas seleccionadas.

Impacto da COVID - 19 pandemia na atitude e prática dos estudantes de enfermagem durante a formação clínica:

Em relação ao impacto da pandemia COVID-19 sobre as atitudes dos estudantes de enfermagem em relação aos cuidados com os doentes, a maioria dos estudantes de enfermagem tiveram respostas positivas no sentido de se sentirem orgulhosos de serem enfermeiros, de se sentirem confiantes, e de estarem dispostos a prestar cuidados a potenciais doentes COVID-19 positivos, compreendendo e aderindo às práticas de controlo de infecções. Mas, a motivação para trabalhar melhor se recebesse um reforço positivo dos pacientes ou das suas famílias e a competência para prestar cuidados durante as crises de saúde era ncutra. Mostrou negativamente que os estudantes tinham medo e hesitavam quando cuidavam dos doentes nesta situação. Além disso, os estudantes tiveram medo quando os resultados dos testes COVID - 19 foram atrasados e relativos à infecção e à transmissão da doença às suas famílias. Um dos estudos descobriu que as preocupações dos estudantes com a infecção dos seus familiares podem afectar a sua atitude em relação ao cuidado dos doentes. Mas também acreditavam que as medidas preventivas tomadas enquanto se prestavam cuidados aos doentes impediriam a propagação da doença. (Baniyas et al., 2021). Pelo contrário, um estudo realizado por Eweida et al. (2020) relatou que a maioria dos estudantes de enfermagem tentou diminuir o seu contacto com os doentes durante a pandemia. Eles lançaram luz sobre as preocupações dos estudantes quanto a serem contagiosos e relataram as suas preocupações quanto à transmissão da infecção. Tal preocupação foi reconhecida como uma fonte de stress em situações pandémicas (Aslan & Pekince, 2020). Neste estudo, os estudantes compreenderam e aderiram às práticas de controlo da infecção.

Em relação ao impacto da pandemia de COVID -19 na prática dos estudantes de enfermagem, o estudo mostrou perturbações na sua prática quando as respostas eram neutras para esta prática clínica variável foi afectada, uma vez que a comunicação face a face e a discussão de casos com os colegas como antes da pandemia, **a** realização dos procedimentos com pressa e o medo de serem infectados com COVID - 19, a prática de distanciamento físico interfere na sua capacidade de realizar procedimentos clínicos. Além disso, os alunos querem receber orientação apropriada dos preceptores durante esta pandemia que os possa ajudar a cumprir os objectivos clínicos. Além disso, as oportunidades de realizar procedimentos clínicos durante esta pandemia são destruídas, incapazes de realizar diferentes capacidades de gestão de crises, e a COVID- 19 surto teve um impacto negativo na sua formação clínica. Em contraste, os estudantes estavam a tentar melhorar e ajustar a prática durante esta pandemia quando respondidos concordam fortemente e concordam em praticar a higiene das mãos frequentemente para evitar a propagação de infecções COVID - 19, colocar equipamento de protecção pessoal antes de lidar com qualquer paciente, mesmo que sejam COVID - 19 negativos, a comunicação ao lidar com pacientes de forma eficaz, mesmo com uma máscara, e certificar-se de seguir as directrizes do hospital e da universidade ao entrar em contacto com COVID - 19 positivo. Num estudo realizado por Flumer (2020), a descoberta significativa neste estudo foi a capacidade dos estudantes para cumprirem os seus requisitos clínicos, chamando a atenção para o papel dos preceptores de enfermagem no apoio aos estudantes que aprendem a dever-se à sua capacidade de criar um ambiente de aprendizagem seguro e sendo um modelo, relacionado com o estudo realizado há algum mal-entendido na orientação dos preceptores, pelo que os estudantes foram afectados e receosos de prestar cuidados ao paciente. Além disso, os esforços para melhorar a experiência de aprendizagem dos estudantes durante uma pandemia são essenciais para evitar a interrupção do destacamento clínico, o que pode afectar negativamente as transições dos estudantes para a prática profissional (Choi et al., 2020). Um destes esforços é a disponibilidade de equipamento de protecção pessoal (EPI) e o empenho dos estudantes em colocá-los em prática. No estudo actual, a maioria dos estudantes cumpriu o EPI.

Os resultados essenciais deste estudo revelaram que os estudantes tinham atitudes médias (73,7%) e práticas (70,2%) em relação aos cuidados com os doentes durante a pandemia de COVID -19.

Um estudo foi realizado por Swift et al. (2020), que relataram a atitude positiva dos estudantes em relação às práticas hospitalares, apesar da preocupação de transmitir a doença a si próprios e a outros, inconsistente com este estudo. O mesmo que, Peng et al. (2020) relataram as atitudes positivas e práticas proactivas dos estudantes. Outro estudo descritivo transversal foi realizado por Khasawaneh et al. (2020); o resultado mostrou um nível de conhecimento esperado que pode afectar positivamente a atitude e prática sobre o vírus COVID-19 e a

implementação de estratégias adequadas para evitar a sua propagação. Embora

neste estudo os estudantes demonstrem uma atitude e prática média em relação

aos cuidados com os doentes, estavam a tentar prestar melhores cuidados e

melhorar a sua prática nas áreas de formação clínica, apesar do ano de estudo dos

estudantes de enfermagem.

Os estudantes compreenderam as necessidades do país, e desempenharam um

papel essencial na melhoria do estado de saúde desta pandemia.

De acordo com a associação entre COVID - 19 pandemia sobre a atitude e prática

com variáveis demográficas seleccionadas, não há associação significativa entre

COVID - 19 pandemia sobre a atitude e prática com variáveis demográficas

seleccionadas excepto no que diz respeito à atitude, ano do estudo, vivendo com

quem, sofrendo de condição de risco de saúde (obesidade e doença respiratória), e

membro da família que sofre de doença auto-imune. Por outro lado, não há

associação significativa entre COVID - 19 pandemias sobre a prática dos

estudantes de enfermagem com variáveis demográficas seleccionadas, excepto

vivendo com um cônjuge e companheiro de quarto, sofrendo de diabetes, e um

membro da família que sofre de hipertensão, por último isolamento devido aos

resultados positivos de COVID-19. Assim, houve variáveis que afectaram a

atitude e a prática dos estudantes enquanto frequentavam a formação clínica.

Particular preocupação com as condições de risco para a saúde que, se o estudante

ou qualquer membro da família sofrer desta preocupação, afectará a sua atitude e

prática em relação aos cuidados a prestar aos doentes em áreas clínicas. Foi realizado um estudo por Angelo, Alemayehu, & Dacho (2021) sobre conhecimentos, atitudes, e práticas em relação ao Covid-19 e factores associados entre os estudantes universitários demonstraram que a residência está positivamente associada à prática que dissemina informação sobre o Covid-19 que não trará a diferença na implementação de medidas preventivas (Angelo, Alemayehu & Dacho, 2020). A mesma constatação do estudo preocupou-se principalmente com as condições de risco para a saúde dos membros da família ou dos próprios estudantes e dos membros da família residentes que serão afectados pela infecção.

Num outro estudo realizado nos Emirados Árabes Unidos sobre os conhecimentos, atitudes, e práticas dos estudantes de medicina e ciências da saúde dos Emirados Árabes Unidos, a descoberta mostrou que a maioria dos estudantes estava preocupada que eles ou um membro da sua família pudessem ser infectados. (Baniyas et al., 2021) Esta descoberta apoia positivamente o estudo de investigação de que os estudantes tinham medo de ser infectados devido ao estado de saúde de qualquer membro da sua família que pudesse contrair uma infecção. Por conseguinte, foi recomendada uma preparação adequada dos estudantes através de um programa de formação em gestão de catástrofes como estratégia para aliviar as preocupações dos estudantes sobre a transmissão da doença (Peiró et al., 2020), (Althobaity & Alsammeri, 2020).

Limitações:

A limitação deste estudo foi difícil de identificar relações significativas a partir dos dados devido ao pequeno tamanho da amostra, e os resultados dos dados não podem ser generalizados devido ao pequeno tamanho da amostra. Utilizando um questionário auto-reportado que propõe que os resultados sejam subjectivos.

Conclusões:

Com base nos resultados do actual estudo, concluiu-se que os estudantes tinham atitudes e práticas médias em relação aos cuidados com os doentes durante a pandemia COVID -19, o que cria pistas sobre o desenvolvimento na educação profissional de novas estratégias de aprendizagem e formação e obriga os estudantes de enfermagem a repensar as estratégias de educação clínica para permitir aos estudantes o cumprimento dos requisitos da faculdade, estando ao mesmo tempo bem equipados para lidar com o stress associado às crises pandémicas. A aprendizagem experimental é essencial para a aprendizagem dos estudantes e não pode ser restringida ou substituída por quaisquer outros métodos de aprendizagem. A pandemia afecta a experiência de aprendizagem clínica do aluno de enfermagem; sem demora, o currículo deve satisfazer os requisitos da faculdade. Assim, as descobertas relatadas sobre as práticas e iniciativas proactivas dos estudantes devem ser cultivadas através de uma preparação suficiente para a gestão de catástrofes, melhorando os seus comportamentos de sobrevivência, e preparando preceptores competentes. Assim, podem ser reconhecidos como uma força motriz para os estudantes de enfermagem sentirem o seu valor e serem registados na história, e reflectir o impacto positivo da pandemia da COVID-19 na imagem da enfermagem.

Relevância para a prática clínica:

Este estudo de investigação foi feito para avaliar o Impacto da pandemia de COVID nas atitudes e práticas dos estudantes de enfermagem durante a formação clínica que é essencial para que as instituições, educadores e estudantes identifiquem e avaliem as questões enfrentadas pelos estudantes durante esta pandemia e tentem encontrar intervenções para a continuidade da educação sem quaisquer lutas. Além disso, as instituições podem desenvolver um currículo que reflicta a gestão de catástrofes e facilite aos estudantes e educadores durante qualquer crise ou situação pandémica como a COVID.

Defesas de primeira linha:

COVID - 19, também conhecida como doença coronavírus, é uma pandemia que tem impacto na saúde física, psicológica, social e mental da nossa população. Algumas pessoas estão petrificadas de contrair a infecção da doença que pode prejudicar os seus familiares, especialmente o grupo vulnerável da população. Quanto mais perigo e desastres a pessoa pode enfrentar se apanhar a infecção, mais medo tem da sua vida e da vida da pessoa que vive com ela. COVID - 19 doenças são discutidas num dos estudos de investigação que foram publicados relacionados com o impacto da pandemia de COVID-19 na população. COVID -19 transmissão foi abordada no estudo orientador da OMS, sendo todas as nações aconselhadas a tomar medidas contra a transmissão de doenças através do contacto próximo com gotículas respiratórias, tais como tosse e espirros. Que as gotículas respiratórias exaladas da pessoa normal, não infectada, podem causar-lhe a doença. (Organização Mundial de Saúde, 2020).

Além disso, a transmissão pode também ser feita tocando nos objectos

contaminados com a doença que causa a transmissão da doença a um ser humano

normal que não sofra de infecção se a pessoa tocar na boca ou no nariz. Além

disso, o distanciamento social desempenha um papel importante na transmissão da

doença, e uma distância de menos de 2 metros pode propagar a doença.

(Organização Mundial de Saúde, 2020).

Em relação à situação pandémica, a OMS (2020) desenvolveu directrizes para

prevenir a propagação da infecção na maioria dos países, que incluem: higiene das

mãos frequentemente e de forma adequada, obedecer à etiqueta respiratória ao

espirrar ou tossir, e limpar e higienizar regularmente as superfícies. A OMS

também assegura a importância da distância física e da colocação em quarentena

da pessoa que tem a infecção como sintomas respiratórios. A precaução de

precaução ajudou a controlar a propagação da doença (Organização Mundial de

Saúde, 2020). O Ministério da Saúde e Prevenção dos EAU (2020) está a seguir

as directrizes da OMS para prevenir os coronavírus, através da sensibilização da

população dos EAU para a saúde através dos meios de comunicação social e do

fornecimento regular de informação sobre papéis e regulamentos actualizados

sobre a situação actual, para que as pessoas estejam cientes da situação e possam

proteger-se a si próprias e aos outros da doença COVID - 19.

A linha da frente é composta por todos os médicos, enfermeiros, técnicos de

laboratório, e aqueles que trabalham em hospitais e estão expostos à doença. Para

se salvaguardarem a si próprios e às suas famílias, seguem as recomendações da

OMS. Além disso, vários profissionais de saúde abandonaram as suas profissões devido ao seu medo da doença para si próprios e para as suas famílias.

Além disso, alguns trabalhadores da linha da frente optam por ser separados das suas famílias para os proteger da infecção. Quaisquer membros da família com problemas de saúde crónicos, tais como diabetes, hipertensão, dificuldades renais, problemas auto-imunes, ou problemas respiratórios, são os mais preocupantes. Algumas enfermeiras sentem-se sós, e os seus corações anseiam pelos dias idílicos antes do surto; comparam as mudanças de vida antes e depois da pandemia. (Althobaity & Alsammeri, 2020). Estão a experimentar problemas psicológicos e mentais como resultado da sua reclusão. Perigos médicos como ferimentos, infecção e depressão são também preocupações para as enfermeiras, que podem estar a levá-las a preocupar-se com a sua saúde devido à infecção e ao stress de trabalharem com doentes da COVID-19. (Althobaity & Alsammeri, 2020). Um estudo na Arábia Saudita analisou a forma de reduzir a solidão, isolamento, stress e ansiedade entre enfermeiros, fornecendo-lhes informações sobre a COVID-19 e assegurando o uso adequado de equipamento de protecção pessoal, tais como máscaras faciais, luvas, aventais, e um respirador de purificação do ar, quando necessário. Outro estudo analisou a forma de identificar as causas do stress e da ansiedade e assegurar que as enfermeiras tenham acesso a aconselhamento. Considerar o número de prestadores de cuidados de saúde e de pacientes previstos que necessitam de cuidados e atenção médica durante a doença, como os líderes fornecem e requerem, também os fornecimentos e equipamentos necessários. Todas estas responsabilidades fazem com que os prestadores de cuidados de saúde tenham medo da infecção, provocando-lhes

mudanças psicológicas e podendo mesmo levá-los a atingir o estado de

esgotamento. A escassez dos equipamentos, como equipamentos de protecção

pessoal e suprimentos médicos, faz com que os prestadores de cuidados de saúde

tenham medo de cuidar dos doentes infecciosos com a doença COVID-19.

(Althobaity & Alsammeri, 2020).

O estudo sobre saúde ocupacional dos trabalhadores da saúde de primeira linha

que foi feito nos Emirados Árabes Unidos durante a pandemia COVID-19, que foi

osso por Ajab et al., (2021). O objectivo do estudo era determinar a

disponibilidade de equipamento de protecção pessoal (PPE), bem como os níveis

de ansiedade, depressão e burnout entre os profissionais de saúde (HCWs) nos

Emirados Árabes Unidos (EAU). O estudo realizado entre Julho e Agosto de

2020, utilizando um inquérito transversal em linha e os participantes foram 1290

acordados e assinados no formulário de consentimento para participar no estudo.

O resultado do estudo mostrou que a maioria dos RSU eram enfermeiras, com

idades compreendidas entre 30 e 39 anos, e a disponibilidade do equipamento EPI

atingiu 80%. Além disso, foi encontrada infecção por SRA-CoV-2 em 12% dos

inquiridos. Os TSH responderam que estavam fisicamente exaustos (52,2%),

sofrendo de dor e desconforto músculo-esqueléticos (54,2%), e que o intervalo de

burnout é de graus moderados a elevados pelo menos uma das três dimensões de

burnout (52,8%). Isolamento, tristeza, ansiedade e stress foram relatados num

quarto dos HCWs (26,3%). Por outro lado, (28,1 %) dos HCWs que relataram

menos desconforto músculo-esquelético e podem fazer exercício físico com a disponibilidade de EPI respondem com níveis de ansiedade, tristeza e esgotamento mais baixos. Em comparação com outros países, os HCWs dos EAU tinham melhor acesso aos EPIs e menos ansiedade, desespero e esgotamento. A descoberta do estudo pode ser utilizada por organizações de saúde e decisores políticos para garantir que sejam tomadas as precauções adequadas para proteger a saúde e o bem-estar dos RSH ao longo da actual pandemia COVID-19 e de futuras pandemias. (Ajab et al., 2021).

Além disso, Chersich et al., (2020) descobriram que os sistemas de cuidados de saúde que cuidam dos doentes infecciosos com a doença COVID-19, enfrentaram muitos problemas, incluindo stress mental, exaustão física, separação das famílias, mancha, e frustração e dor de perder doentes e colegas durante esta pandemia. No entanto, numa revisão da literatura sobre a COVID-19 em África que explica sobre os cuidados e a protecção dos trabalhadores da linha da frente dos cuidados de saúde. O SRA-CoV-2 tem atacado e causado infecção a muitos deles, e muitos morreram em resultado desta doença. Algumas publicações de investigação encontradas no Medline (Pubmed) a 24 de Março de 2020, os profissionais de saúde analisaram dificuldades e propuseram soluções para salvaguardar os profissionais de saúde no continente. Devido à concorrência global, o fornecimento de equipamento de protecção pessoal (EPI) em África é restrito. Mesmo medições de baixo custo para protecção, como máscaras para pacientes com tosse e fornecimento de água para lavagem das mãos, bem como "separação física" em clínicas de cuidados de saúde primários ocupadas, podem ser difíceis. Assim, isto indicou que taxas elevadas de mortes e mortalidade estavam entre os profissionais de saúde e as suas famílias em África, devido à pandemia e à falta de protecção suficiente (Chersich et al., 2020). Esta investigação também explicou que os (HCWs) enfrentam muitas dificuldades devido à falta de camas de cuidados críticos, e problemas na transferência dos trabalhadores doentes das zonas rurais para as urbanas para a disponibilidade de instalações de tratamento. O país enfrentou anteriormente muitos problemas de saúde como o ébola, e as doenças HIV que nos dão lições importantes, que os conselheiros para a doença HIV, e os profissionais de saúde comunitários foram os recursos pessoas que ajudaram na promoção da saúde durante esta pandemia. Eles orientam a comunidade para o distanciamento social, apoiando o pessoal de saúde, e providenciam rastreio quando os sintomas ocorrem (Chersich et al., 2020). Os "subsídios" ou remunerações de risco podem ser utilizados para melhorar a motivação e retenção dos funcionários. A assistência internacional, particularmente da China, com pessoal e equipamento de protecção, pode virar o curso da pandemia em África. A telemedicina tem o potencial de minimizar os custos dos recursos humanos, ao mesmo tempo que reduz a interacção dos doentes e, consequentemente, as preocupações com a infecção. É importante notar que os profissionais de saúde podem defender políticas bem sucedidas de COVID-19 e dar prioridade à sua segurança, utilizando a sua voz autorizada. Dar prioridade ao pessoal de saúde para testes da SRA-CoV-2, camas hospitalares, e investigação focalizada, bem como assegurar que figuras públicas e o público em geral reconheçam a dedicação dos profissionais de saúde, pode ajudar a manter o moral elevado. Claramente, a assistência internacional e o empenho nacional podem ajudar a garantir a segurança dos profissionais de saúde africanos, o que é fundamental para reduzir as consequências potencialmente graves da pandemia em termos de saúde, socioeconómicos e de segurança. (Chersich et al., 2020)

Além disso, a investigação que explicou o impacto da pandemia da COVID-19 na linha de frente da força de trabalho da saúde, realizada por Lotta et al (2022). Este estudo visa identificar as percepções da sua vulnerabilidade como trabalhadores comunitários de saúde no Brasil. A pandemia tem sido explorada que solicitam mais (HCWs) bem como trabalhadores de saúde comunitários (CHWs) a serem responsáveis e a terem em vista a melhoria da saúde e a erradicação da doença. Os CHW desempenham um papel importante no cumprimento a longo prazo da política de saúde, abordando os determinantes socioeconómicos da saúde e propondo um tratamento contínuo para as doenças crónicas. As CHW são mais susceptíveis de contrair uma infecção devido ao contacto directo com as pessoas, devido ao seu trabalho na linha da frente e ao contacto íntimo com as comunidades. Estas falhas agravam os problemas básicos experimentados pelas CHW, que frequentemente provêm de famílias de baixos rendimentos, são mal pagas, e recebem pouca formação (Lotta et al., 2022). Esta investigação explora a experiência das CHWs com base em dados quantitativos e qualitativos recolhidos e analisados entre Junho e Julho de 2020. A investigação da forma como a pandemia agrava as vulnerabilidades existentes, ao mesmo tempo que cria novas lutas e injustiças para o emprego das CHWs. Verificamos que a COVID19 prejudicou as condições de trabalho das CHWs, as relações com outros profissionais de saúde e a capacidade de desempenhar o seu trabalho crítico na comunidade. (Lotta et al., 2022)

Conclusão:

Em conclusão, esta crise tem um impacto e um efeito sobre uma vasta gama de populações, especialmente os prestadores de cuidados de saúde (linhas de frente). Além disso, muitos países foram os mais afectados pela população da linha da frente e causaram a morte. Mas, com o apoio uns dos outros e dos accionistas junto do governo, o país pode combater qualquer tipo de doença que possa enfrentar. Além disso, a disponibilidade de equipamento pode proporcionar uma prática segura e segurança para o forro da frente de batalha.

Capítulo 4

Quadro teórico:

Este capítulo está a discutir o quadro teórico que está a afectar todas as populações quando a pandemia da COVID-19 começou, afectou todas as fases da vida das pessoas e estas ficaram com medo e causou-lhes stress e ansiedade para participar na actividade da vida diária.

Isto poderia ter-se referido implicitamente à teoria do sistema ecológico que demonstra como o desenvolvimento humano pode ser impactado por diferentes tipos de sistemas ambientais, como se explica na figura (5). Este artigo tentou explicar Novel Crises foi influenciado pelas mudanças em todos os sistemas ambientais, começando pela família e terminando com as decisões políticas de encerramento resultantes da pandemia da COVID-19.

Teoria do sistema ecológico:

A teoria dos sistemas ecológicos discute a forma como vários tipos de sistemas ambientais influenciam o desenvolvimento humano. Esta teoria afirma que o crescimento ocorre como um processo complicado que contém um sistema de interacção dentro da pessoa, bem como entre o indivíduo e os ambientes em que ele ou ela vive. (ResearchGate, n.d.).

O principal trabalho de Bronfenbrenner sobre a teoria dos sistemas ecológicos, publicado em 1979, estabeleceu a ecologia da criança como um nível aninhado do ambiente. A teoria original desenvolvida em 2006 por Bronfenbrenner foi actualizada, esta teoria foi renomeada teoria dos sistemas biológicos, que enfatiza o papel activo dos indivíduos no processo de desenvolvimento. Na teoria original dos sistemas ecológicos de Bronfenbrenner, o que faz um sistema ecológico é discutido nesta entrada. (Ettekal & Mahoney,2017). A teoria dos sistemas ecológicos incluía quatro tipos de sistemas ambientais que eram microsistemas, mesossistemas, exossistemas, e macrossistemas. Estes sistemas ambientais interagem com um indivíduo do interior para o exterior que influenciam o crescimento e a comunicação. Devido a este sistema, o indivíduo interage com o ambiente num cíclico. Considerando a forma como as relações entre as actividades e outros ambientes contribuem para o processo de desenvolvimento. (Ettekal & Mahoney,2017, ResearchGate, n.d.). O microssistema contém os ambientes que interagem directamente com o sistema ecológico mais proximal do indivíduo. O microssistema inclui os estudantes que viajam para o hospital para formação. Em geral, os estudantes que vão para o hospital com fé e esperança têm melhores resultados físicos, psicológicos e sócio-emocionais do que os estudantes que estão desiludidos e têm consequências negativas. Certos tipos e padrões de actividades estão ligados a resultados mais benéficos entre os participantes da actividade do que outros. Embora o pequeno estudo sistemático tenha abordado em conjunto o tipo e a qualidade. A actividade encontrou os estudantes para um desenvolvimento positivo relacionado com a qualidade do programa, utilizando uma gama de métodos para avaliar e avaliar a qualidade do programa, tais como a Avaliação da Qualidade do Programa do estudante, que pode melhorar e encorajar a qualidade da formação. (Crawford, 2020)

Estas medidas, em geral, avaliam o certificado ao qual os ambientes de formação têm apoiado os estudantes que dão aos estudantes oportunidades de desenvolverem competências para a vida, mentores adultos, e oportunidades de liderança. Além disso, a formação de alta qualidade encoraja o desenvolvimento da identidade e ligações positivas entre pares e líderes. Estas características são vitais para que os estudantes se sintam como se pertencessem ao programa e para proporcionar um ambiente confortável onde possam tentar coisas novas. (Crawford, 2020). O mesosistema ocorre entre os numerosos microssistemas em que os indivíduos estão enredados. Este sistema interage e colabora com as actividades na formação que influenciam o crescimento. Para compreender o crescimento dentro das actividades, é necessário compreender os ambientes de desenvolvimento dos estudantes fora das actividades. Os principais microssistemas que interagem com a formação clínica organizada pelos estudantes são os estudantes e as universidades. A importância da colaboração entre ambientes é realçada na investigação universitária. Quando os objectivos e normas da actividade se ajustam aos do ambiente de formação, os instrutores são mais propensos a ajudar e encorajar os seus alunos. Uma vez que muitos eventos são baseados na universidade e dirigidos por professores, a coordenação entre a formação e a universidade pode ser mais fácil de alcançar. No entanto, para criar alinhamento entre contextos, é necessária uma comunicação eficaz entre investidores e estudantes, e professores. O nível inferior seguinte é o exosistema, que envolveu as pessoas mas que não está directamente integrado. O exosistema "escorre para baixo" para influenciar o desenvolvimento individual através de outras pessoas envolvidas na sua vida. (Crawford, 2020).

O estudo Exosystem é limitado em termos de actividades de formação, contudo, uma linha de investigação elucida como as doenças transmissíveis afectam as actividades dos estudantes. Os instrutores são importantes devido à sua experiência anterior com actividades. Os instrutores expõem frequentemente os seus alunos a actividades de formação com as quais estão familiarizados, e como resultado, os alunos têm mais probabilidades de participar nas actividades que os seus instrutores lhes ensinam a fazer. Mesmo os estudantes que compreendem a profundidade e amplitude da formação podem ser afectados pela doença transmissível que encontram durante o programa. Esta área de investigação é fundamental para continuar, uma vez que os elementos do exosistema podem servir de portal para as actividades, especialmente para os estudantes. (Ettekal & Mahoney,2017)

Finalmente, o macrossistema é definido como um conjunto de conceitos, valores e éticas abrangentes com crenças morais espelhadas na ordem cultural, religiosa e social da sociedade, que é o sistema mais externo que o indivíduo enfrenta. Este sistema afecta o desenvolvimento de todos os outros sistemas e funciona como um microscópio para eventos individuais futuros e irá lançar a luz sobre os factores que influenciam o envolvimento e interacção individual na sociedade. Isto explica porque é que algumas pessoas têm experiências variadas na mesma actividade, e os desafios em torno das actividades de encaixe. A chave para os macrossistemas estava na classe social e na cultura que influenciam a educação dos estudantes. Isto pôs um olho nos estudantes que vão à clínica para formação sobre o efeito das doenças transmissíveis. Isto influencia a interacção entre os estudantes e os pacientes com doenças transmissíveis, também aborda a cultura dos estudantes e o efeito desta na sua interacção com a sociedade. A cultura é descrita como a conjunto de valores, comportamentos e crenças que caracterizam um determinado grupo étnico, enquanto que a classe social se refere ao estatuto económico e educacional de um indivíduo ou família no seio de uma sociedade mais ampla e hierárquica. A investigação cultural revelou informação vital sobre actividades de inserção, especialmente para estudantes. Estes campos de estudo de macrossistemas devem ser mais investigados e expandidos (Crawford, 2020). As ligações ambientais e o seu impacto na força com impacto directo na maturação psicológica são descritos na teoria de Sistemas Ecológicos (Ettekal & Mahoney, 2017). Os cientistas sociais examinam a ecologia do desenvolvimento humano para explicar e compreender como um indivíduo interage com os sistemas interligados no seu ambiente. A ideia combina a investigação científica biológica, psicológica e social. "O desenvolvimento humano é o produto da interacção entre o ser humano em crescimento e o seu ambiente", diz Bronfenbrenner (p. 16) (Crawford, 2020). Dentro do meio social do seu ambiente, o indivíduo em desenvolvimento é considerado maleável. Para que o desenvolvimento ocorra, a mudança deve ser ao mesmo tempo experimental e duradoura. A teoria dos Sistemas Ecológicos fornece um quadro teórico para investigar e descobrir os mecanismos que moldam o desenvolvimento humano (Ettekal & Mahoney, 2017).

Figura 5:

Teoria do sistema ecológico:

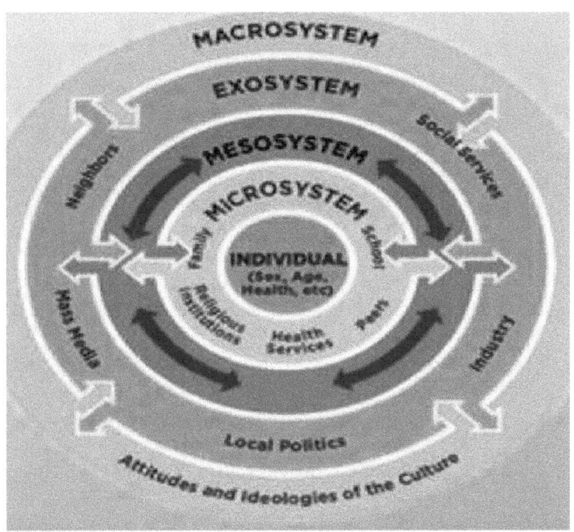

A figura 5 mostrava a teoria do sistema ecológico, que é o seu centro é o indivíduo e os sistemas moviam-se à sua volta como microsistemas, mesossistemas, exossistemas, e macrossistemas. Este sistema afecta o indivíduo durante a sua vida. (Pinterest, n.d.)

Capítulo 5

Tratamentos utilizados para a doença COVID-19:

A COVID-19 é tratada de forma metódica e de acordo com uma norma da Organização Mundial de Saúde (2020) baseada na gravidade dos sintomas. Se uma pessoa com sintomas ligeiros de COVID-19 procurar cuidados, pode fazê-lo em qualquer departamento de cuidados primários ou ambulatórios, ou durante actividades de alcance comunitário tais como visitas domiciliárias ou telemedicina. Os pacientes com COVID-19 moderada que sejam suspeitos ou confirmados devem ser isolados para parar a transmissão viral, de acordo com a rota de cuidados COVID-19 (auto-isolamento). (organização mundial de saúde, 2020)

Para os cuidados sintomáticos moderados da COVID-19 como foi aconselhado pela OMS (2020) o paciente pode apresentar aos cuidados primários ou ambulatórios, ou pelos serviços comunitários como os cuidados domiciliários ou telemedicina este serviço melhor na prevenção da contaminação e da propagação da doença. Assim, a precaução que deve ser tomada em relação a estes pacientes deve ser isolada e o medicamento que reforça a imunidade do paciente doente. (Onyeaka et al., 2021). Se o doente desenvolver complicações, deve dirigir-se ao hospital mais próximo para a sua gestão e pode ser internado nos cuidados intensivos. (organização mundial de saúde, 2020; Onyeaka et al.,2021).

Recomendamos que os doentes com COVID-19 leve recebam tratamento sintomático, como antipiréticos para a febre e dor, nutrição adequada, e reidratação apropriada. (organização mundial de saúde, 2020)

Nos cuidados de graves ataques COVID-19 o paciente deve dirigir-se directamente ao departamento de emergência mais próximo para a gestão de cuidados intensivos e respiratórios (organização mundial de saúde, 2020).

Em casos de pneumonia grave, o doente estará a monitorizar o seu pulso por oxímetros de pulso, e a identificar a saturação de oxigénio. Quando o nível de oxigénio for recignizado, a oxigenoterapia será imediatamente ministrada utilizando máscara facial, cânula nasal, máscara com saco de reservatório, e máscara de risco). (Rogal & Young, 2008). Os cuidados prestados aos pacientes da COVID-19 serão entregues nos departamentos de emergência, departamentos de ambulatório, unidades de cuidados intensivos, e cuidados de saúde comunitários. A maioria dos pacientes com sintomas graves desenvolveu menos nível de oxigénio quando monitorizados por oxímetro de pulso e será inferior a 90%, o que indica a resposta rápida e fornece ao paciente oxigenoterapia. (Rogal & Young, 2008Organização Mundial de Saúde, 2020).

Monitorizar os pacientes quanto a indicadores de deterioração do seu estado de saúde, tais como insuficiência respiratória e choque em progressão rápida, e intervir com tratamento de apoio o mais rapidamente possível.

Em pacientes com síndrome de angústia respiratória aguda (SDRA), a taxa de mortalidade entre indivíduos hospitalizados e gravemente doentes variou

significativamente em diferentes séries de casos. (Rogal & Young, 2008).

Quando um paciente com angústia respiratória não responde à terapia de

oxigénio normal, defendemos a detecção rápida do desenvolvimento de

insuficiência respiratória hipoxémica aguda e o planeamento adequado para

fornecer oxigénio/apoio ventilatório avançado. (organização mundial de

saúde, 2020)

 O doente com SDRA aguda tratado com oxigénio nasal invasivo de alto fluxo

(HFNO), ventilação não invasiva - pressão positiva contínua das vias respiratórias

(CPAP), e pressão positiva das vias respiratórias de bilevel (BiPAP) (Rogal &

Young, 2008; organização mundial de saúde, 2020).

A entubação endotraqueal só deve ser feita por um clínico qualificado e

experiente que tome precauções aerotransportadas. (Rogal & Young, 2008)

A complicação dos doentes com SDRA pode sofrer de hipoperfusão e reacção a

fluidos, esta complicação deve ser gerida com o protocolo de gestão de fluidos de

uso cauteloso. (Onyeaka et al. ,2021). Os medicamentos a serem utilizados nesta

situação foram como medicamentos antivirais, imunomoduladores, e outra terapia

adjuvante da COVID-19. (organização mundial de saúde, 2020; Onyeaka et

al.,2021)

Complicação a partir de tratamentos:

A investigação que foi publicada e discutida sobre os tratamentos acima

mencionados é principalmente observacional, com um mínimo de ensaios experimentais, e não dá provas de alta qualidade. (Onyeaka et al. ,2021). A cloroquina e a hidroxicloroquina, azitromicina podem ambas induzir o prolongamento do QT das ondas cardíacas, e quando tomadas em conjunto, indicam um elevado risco de cardiotoxicidade. Os efeitos secundários mais prevalentes do lopinavir/ritonavir são problemas gastrointestinais, aumento das enzimas hepáticas, erupção cutânea, insuficiência renal, e hipotensão estão entre os efeitos secundários do Remdesivir. Diarreia e náuseas são efeitos secundários do umifenovir. Alongamento do intervalo QT com favipiravir. Pirexia e rabdomiólise causada por interferon-1a. Infecções por URT, nasofaringite, dor de cabeça, hipertensão, alanina aminotransferase elevada (ALT), e respostas no local da injecção são todos efeitos secundários possíveis do tocilizumabe.(Rogal & Young, 2008Organização Mundial de Saúde, 2020; Onyeaka et al. ,2021)

Prevenção e gestão da doença:

Devido à pandemia, a OMS desenvolveu directrizes de controlo de infecções para impedir a propagação da COVID - 19 através da prática frequente da higiene das mãos, seguindo conselhos de etiqueta respiratória, e limpando e higienizando regularmente as superfícies. A OMS também enfatiza a necessidade de manter distâncias físicas e evitar aqueles que têm febre ou sintomas respiratórios. Estas precauções ajudarão a evitar que a infecção se propague. (Organização Mundial de Saúde, 2020). Ficar em casa e manter uma distância social de pelo menos um a dois metros entre si e indivíduos que não são membros da sua família são as melhores formas de prevenir a infecção.

Foram recomendadas medidas preventivas adicionais para evitar a propagação do vírus, como as seguintes:

- lavar as mãos frequentemente durante pelo menos 20 segundos com água e sabão, e esfregar as mãos com álcool, evitando tocar nos olhos, nariz, ou boca antes de lavar as mãos.

- tomar precauções ao lidar com pacientes doentes, utilizando o EPI adequado.

- Seguindo uma boa etiqueta de higiene respiratória para a prevenção da propagação de doenças (ministério da saúde e prevenção, nd)

Revisão literária: COVID -19 Vacina os factos e começa

Os primeiros casos de COVID - 19 foram relatados em Wuhan, China, em Dezembro de 2019. A doença tem um efeito devastador nas pessoas, e espalhou-se rapidamente por todo o globo (Lounis, 2020). A pandemia do coronavírus está a prejudicar as pessoas em todo o mundo, aumentando as taxas de morbilidade e mortalidade, e fazendo com que as pessoas tenham medo das suas vidas. (Khasawneh et al., 2020)

Com base nos Regulamentos Sanitários Internacionais, a Organização Mundial de Saúde controla e organiza a resposta internacional a surtos significativos de doenças infecciosas. (Madeira, 2020).

A OMS está a trabalhar numa COVID - 19 vacinas que serão utilizadas em todo o mundo. Muitas nações examinaram a mutação viral SARS-COV2 a fim de enfatizar a necessidade de protecção contra o vírus e trocar esta informação em

todo o mundo, a fim de desenvolver a vacina. A Organização Mundial de Saúde
(OMS) organiza actividades de investigação e analisa o perigo de certas mutações
na transmissão, diagnóstico, e vacina. (Organização Mundial de Saúde,2021).

Foram realizadas experiências com o vírus vivo em laboratórios modernos para
avaliar a importância das vacinações. Os fabricantes de vacinas estão também a
tentar compreender o possível impacto dos vírus. (Organização Mundial de
Saúde,2021).

A concepção da vacina pode incluir mRNA, um vector de adenovírus, um
componente proteico, SRA CoV-2 inactivado, ou uma estirpe viva atenuada de
Mycobacterium Bovis (Prüβ, 2021).

1. *BioNTech/Pfizer Vacina (Alemanha/EUA)*

A BioNTech, uma empresa alemã, e a Pfizer, um gigante farmacêutico americano,
criaram uma vacina que tem recebido muita atenção. Uma vacina contra o mRNA
é aquela em que um mRNA sintético é administrado e imediatamente convertido
em proteínas pelo hospedeiro. A técnica foi originalmente criada para
imunoterapias contra o cancro, mas o mRNA é uma classe relativamente nova de
medicamentos que transmitem informação genética. Como o RNA é produzido
transitoriamente, rapidamente metabolizado, e não se integra no genoma do
hospedeiro, a vacinação contra o mRNA é segura. Recentemente, o mRNA
modificado com 1-metilpseudouridina resultou numa resposta de anticorpos mais
duradoura. (Prüβ, 2021).

2. *Moderna Vaccine (US)* :

mRNA-1273, uma vacina desenvolvida pela empresa americana Moderna, baseia-
se na premissa semelhante de utilizar o mRNA para criar proteína. Duas

alterações prolineares estabilizam a proteína do pico na conformação da prefusão

para melhorar a imunogenicidade. mRNA-1273 codifica a glicoproteína SRA

CoV-2 com uma âncora transmembrana e um local de clivagem S1 (ligação)-S2

(fusão) intacto. A uridina é substituída por N1-metil-pseudouridina para melhorar

a biostabilidade. Lípidos ionizáveis, estearoyl-sn-glicerol-3fosfocholina,

colesterol, e polietilenoglicol-lípidos são os quatro lípidos que transportam mRNA

para as células humanas. mRNA-1273 produz anticorpos anti-SARS-CoV-2 e

respostas de células T e protege contra a infecção por SARS-CoV-2. A protecção

das vias respiratórias superiores e inferiores é o efeito da vacinação. Não se

verificaram alterações patológicas nos pulmões em resultado disso. A vacina foi

testada em 45 adultos humanos saudáveis entre os 18 e 55 anos de idade, num

estudo de fase I, e em 40 pessoas mais velhas num ensaio de fase II. Duas doses

intramusculares de 25 ou 100 g foram administradas com 28 dias de intervalo. Em

ambos os grupos etários, as respostas de neutralização de anticorpos e vírus foram

normais, e não houve preocupações de segurança. A experiência da fase III mede

a primeira incidência de COVID-19 aos 14 dias após a injecção de 100 g de

mRNA-1273 nos dias 1 e 29. Efeitos adversos, respostas locais e sistémicas, e

resposta imunológica após a segunda dose. A experiência inclui 30.000 pessoas, sendo 37% provenientes de áreas minoritárias e 42% de grupos de alto risco. (Prüβ, 2021).

3. *Vacinas CanSino e Sinovac (China):*

Na China, duas vacinas estão agora a ser testadas: uma pelo Instituto de Biotecnologia de Pequim (Pequim, China) e a outra pelo CanSino Biologics (Tianjin, China). O adenovírus humano Ad5 foi utilizado em ambas as vacinações. O vector Ad5 tem supressões nos genes iniciais E1 e E3, bem como na glicoproteína de pico total e no gene do activador do sinal do peptídeo plasminogénio. Primeiro, as experiências em ratos revelaram que era extremamente benéfico na prevenção da doença COVID-19. Depois disso, uma experiência da fase I com 108 pessoas descobriu que dar uma dose intramuscular da vacina é seguro e eficaz, com respostas aceitáveis de anticorpos e células T após 14 e 28 dias. Uma dose de 1×1011 partículas de vírus causou efeitos secundários significativos em 9% dos participantes no estudo da fase II, pelo que 5×1010 partículas de vírus foram consideradas como sendo uma dose eficaz para a vacinação. O estudo fase III com 500 pessoas examina o impacto de uma única vacinação com 5×1010 partículas de vírus na incidência de COVID-19, gravidade da doença, imunogenicidade, efeitos secundários, química do soro, e contagem de sangue. (Jingzhen, 2021).

BioNTech/Pfizer, Moderna, e Oxford/Astra Zeneca afirmam todas que as suas vacinas individuais são 90% eficazes contra a doença COVID -19. As vantagens dos medicamentos de mRNA são a sua facilidade de fabrico e o seu baixo custo de fabrico. A primeira fase de imunização visa os prestadores de cuidados de saúde e outros em categorias vulneráveis. Afirmaram que estariam dispostos a fornecer a vacina a outros países que dela necessitem. Na China, o ensaio da fase III da vacina Sinovac começou recentemente, e 1 milhão de pacientes já foram inoculados. Cada indivíduo do planeta teve acesso a estas imunizações. Convencer as pessoas a tomar vacinas para se protegerem de doenças será uma das questões mais difíceis que o mundo enfrentará, e cada passo em frente na investigação de vacinas ajudará. (Prüß, 2021).

Conclusão:

Desenvolvimento e Prevenção de Vacinas COVID-19 é uma desordem que pode ser prevenida. A epidemiologia da infecção em todo o mundo mostra claramente uma ligação entre a intensidade da actividade de saúde pública e o controlo da transmissão. No entanto, porque a maioria das nações implementou numerosos métodos de controlo de infecções, determinar o benefício relativo de cada um é um desafio. Actos pessoais, identificação de casos e contactos, acções regulamentares, e medidas fronteiriças internacionais são as principais categorias destas iniciativas. A identificação de uma combinação de estratégias que minimizem o impacto social e económico, ao mesmo tempo que gerem eficazmente a doença, é um objectivo de topo. A proteína SRA-CoV-2 S parece ser um imunogénio viável para protecção, no entanto, não é claro se o facto de visar toda a proteína ou apenas a região receptora de ligação é suficiente para parar a transmissão. Outros factores a considerar incluem a duração da imunidade e, como resultado, o número de doses de vacinação necessárias para proporcionar imunidade. Nos estudos das fases 1-3, mais de uma dúzia de potenciais vacinas SARS-CoV-2 estão presentemente a ser avaliadas. Outras técnicas de prevenção, incluindo como anticorpos monoclonais, globulina hiperimune, e título convalescente, estão previstas para os meses seguintes. Estes tratamentos podem ser utilizados em indivíduos de alto risco, tais como profissionais de saúde, outros empregados importantes, e pessoas mais velhas, caso se demonstre que são benéficos. (Rogal & Young, 2008)

Capítulo 6

Aceitação do público, preocupação, percepção e intenção de vacinação

Uma vez que a vacina foi desenvolvida para evitar que a população tivesse problemas graves ao contrair uma infecção que faz com que as pessoas variem a sua doença de sem sintomas a sintomas menores. Mas algumas pessoas hesitam e recusam-se a tomar a vacina por muitas razões como: podem obter alguns efeitos secundários da vacina ou ficar infectadas com o vírus, tal como discutido por Al-Qerem & Jarab, (2021). Por outro lado, houve muitas pessoas que tomaram a vacina, e o resultado mostrou quando apanharam a infecção que algumas delas não apresentavam sintomas ou sintomas menores. Assim, os países tornaram obrigatório para a maioria das pessoas tomar a vacina, excepto para as crianças, os pais eram as pessoas que podiam decidir pelos seus filhos. (Zhang et al., 2020). Assim, este estudo de investigação mostrou a aceitabilidade, preocupação, intenção e percepção dos pais em relação à vacina COVID - 19.

Aceitabilidade, preocupação, intenção e percepção dos pais em relação à COVID - 19 vacinação.

Abstrato:

O coronavírus está a afectar todas as populações e a fazê-las temer pela sua vida. Muitas empresas farmacêuticas tentaram desenvolver urgentemente uma vacina para proteger as pessoas de doenças, Depois disso, conseguiram vacinas, e todos os países as têm utilizado para proteger as suas populações de infecções. Este estudo de investigação visa avaliar a aceitabilidade, preocupação, intenção e percepção dos pais em relação à COVID - 19 vacinação nos Emirados Árabes Unidos.

Foi adoptado para o estudo um desenho de inquérito descritivo transversal. Os participantes foram pais recrutados do Emirato de Ras Al Khaimah, Emirados Árabes Unidos. O tamanho da amostra foi de 366 pais. O resultado mostrou informações pessoais dos pais que mostraram que a maioria dos pais eram jovens de 20 a 29 anos (34,2%), mulheres (80,3%), casadas com filhos (94%), licenciadas (55,7%), e desempregadas (40,2%).As análises das informações pessoais da criança, e que mostraram que a maioria das crianças tinham entre 3 e 5 anos de idade (30,9%), eram do sexo masculino (33,6%), não se aplicavam, responderam em caso de doença crónica (74,3%), vacinadas contra a COVID-19 (75,4%), e receberam todas as vacinas necessárias (85,8%). Também relacionado com a análise relacionada com a COVID-19 que a maioria dos membros da família que não sofrem de condições de risco de saúde (51,1%), vacinados contra o vírus COVID-19 (89,6%), diagnosticados com COVID-19 positivo (69,9%), isolados por estarem em contacto com pessoa COVID positiva, ou por obterem um teste PCR positivo (73%), e usando uma máscara facial é o procedimento que eles pensam que pode prevenir a infecção por COVID-19 (12,6%). A categoria estatística de aceitação, preocupação, intenção, e percepção negativa mostrou média, contudo, a percepção positiva mostrou alta, e a associação e correlação mostrou alta significância (p=0,000). Em conclusão, o estudo de investigação apoiou a hesitação dos pais em relação à vacinação contra a COVID-19.

Palavras-chave: *Pais, Aceitabilidade, Preocupação, Percepção, Intenção, doença COVID-19, vacinação COVID-19.*

Introdução :

O coronavírus está a afectar todas as populações e a fazê-las temer pela sua vida. (El-Elimat et al., 2021). Muitas empresas farmacêuticas tentaram desenvolver urgentemente uma vacina para proteger as pessoas de doenças, depois disso, conseguiram vacinas, e todos os países as têm utilizado para proteger as suas populações de infecções (Al-Qerem & Jarab, 2021). Mas há hesitação das pessoas em ter uma vacina, uma delas é mãe e há os decisores para as crianças com menos de 18 anos. Por conseguinte, é importante compreender a aceitabilidade, percepção e preocupação dos pais em relação à vacina COVID-19 dos seus filhos. (Zhang et al., 2020) As causas da hesitação da vacina, tal como relatadas em diferentes estudos, incluem crenças pessoais, e preocupações de segurança (Al-Qerem & Jarab, 2021). Assim, este estudo de investigação visa avaliar a aceitabilidade, preocupação, intenção e percepção dos pais em relação à COVID - 19 vacinação nos Emirados Árabes Unidos.

Hipóteses:

1- Os pais são apoiados e darão vacinação aos seus filhos contra o vírus COVID-19.

2- Os pais aceitaram positivamente com menor preocupação, intenção e percepção em relação à COVID - 19 vacinação.

Material e método:

Foi adoptado para o estudo um desenho de inquérito descritivo transversal. Os participantes foram pais recrutados do Emirato de Ras Al Khaimah, Emirados Árabes Unidos (EAU). Ras Al Khaimah é o quarto maior emirado e cobre uma área de 1684sq. km que é igual a 3,16% da área total dos Emirados Árabes Unidos. Tem uma população de 0,39 milhões de habitantes que constitui cerca de 4,1% da população total dos Emirados Árabes Unidos. O número total de lares em RAK era de 108.710 (SH. Saud bin Saqar Al Qasemi foundation of research policy, 2004).

O estudo foi iniciado no prazo de um mês após a obtenção de autorização de todos os comités de investigação e ética aplicáveis da Universidade de Medicina e Ciências da Saúde Ras Al Khaimah e dos Comités de Investigação e Ética Ras Al Khaimah. A população alvo incluía todos os pais, que satisfazem os critérios de inclusão e exclusão, residentes em Ras Al Khaimah, EAU. Os critérios de inclusão foram todos os pais com crianças entre os 3-12 anos de idade, os que vivem em Ras Al Khaimah, Emirados Árabes Unidos, e os que sabem ler e escrever em inglês, ou árabe. Por outro lado, são excluídos do estudo os pais sem filhos, aqueles que não estão dispostos a dar o consentimento informado por escrito, aqueles que não podem dar uma resposta adequada ao questionário, e os pais que não sabem ler ou escrever em árabe ou em inglês.

Uma vez que não houve estudos semelhantes/ replicados realizados nos EAU, a dimensão da amostra foi estimada utilizando as directrizes sugeridas por Siddiqui (2013), e Kline, R.B. (2011). Sugeriram um tamanho de amostra que normalmente vai de 200 a 400 para dez a 15 indicadores para interpretar e estimar os resultados da modelação de equações estruturais (SEM). Considerando um intervalo de confiança de 90% e um erro de 5%, o tamanho estimado da amostra foi de 271. Tendo em conta a possibilidade de 10% de não-resposta, o tamanho final da amostra foi convenientemente determinado em 300. O tamanho conveniente da amostra para este estudo foi alcançado 366 a partir dos emirados de Ras Al Khaimah. Foi utilizado um método de amostragem propositado para o presente estudo.

A população alvo inclui todos os pais com base nos critérios de inclusão e exclusão do Emirado de Ras Al Khaimah. O público em geral que visita o departamento de ambulatório do hospital SAQR, os centros de vacinação de Ras Al Khaimah (Expo e Salão de Desportos), e os Centros Comerciais foram convidados a participar no estudo. Além disso, foi também desenvolvido um link web para o estudo e distribuído utilizando convites por correio electrónico e plataformas de meios de comunicação social, por exemplo, LinkedIn™ (Mountain View, CA, EUA), Facebook™ (Cambridge, MA, EUA), e WhatsApp™ (Menlo Park, CA, EUA), a fim de garantir uma distribuição e recrutamento de participantes em grande escala.

Foi utilizado para o estudo um questionário auto-administrado com múltiplas secções, desenvolvido pelo investigador. Este inquérito continha perguntas que o inquérito online incluía duas partes: parte um, informação pessoal dos pais consiste em 14 perguntas que eram sobre idade, sexo, estado civil, tipo de família, nível de educação, nível de educação, idade da criança se qualquer um dos membros da família que sofre de condições de saúde de risco, se a criança está a ter condições de saúde de risco e quais são as condições de risco de que sofre se a família recebeu vacinas COVID-19 se a criança está a ter a sua necessária vacinação se qualquer membro da família está a fazer o teste PCR positivo e a ser isolado. Finalmente, qual é o procedimento feito para proteger do vírus COVID-19?

Parte dois, um questionário utilizando uma escala Likert que é de 5 a 1 (que vai desde um forte acordo até um forte desacordo) relacionado com a aceitabilidade, preocupação, intenção e percepção dos pais em relação à COVID - 19 vacinação também dividida em quatro partes: parte um sobre a aceitabilidade que consiste em 4 perguntas. A segunda preocupação que consiste em 8 questões. A percepção contém oito perguntas. Finalmente, a intenção contém nove perguntas.

A validade da ferramenta foi feita por cinco peritos da área em relevância, clareza, e abrangência de cada questão da ferramenta.

O questionário foi pilotado entre 20 indivíduos. Depois de assegurar a validade e fiabilidade, o questionário foi traduzido para o árabe (a língua local). Foi também feita a tradução de volta da versão árabe do questionário para inglês. Foi também realizado um estudo piloto para assegurar a viabilidade antes do estudo propriamente dito, o qual não foi acrescentado que todas as perguntas forneciam informações de boa qualidade que enriqueceram o estudo com as informações.

Foi pedido a todos os participantes elegíveis que assinassem um formulário de consentimento depois de explicarem e esclarecerem os detalhes do estudo. Para o inquérito baseado na Internet, a primeira página do inquérito incluía um formulário de consentimento indicando o direito dos participantes de se retirarem a qualquer momento e informação confidencial. Depois disso, a informação pessoal dos pais foi mostrada de acordo com a sua língua desejada, e procedeu-se ao preenchimento e apresentação das suas respostas. Todos os dados foram recolhidos anonimamente, sem qualquer indicação de qualquer informação pessoal.

Resultado:

O Quadro 7 apresenta a Análise das informações pessoais dos pais que mostraram que a maioria dos pais eram jovens de 20 a 29 anos (34,2%), mulheres (80,3%), casadas com filhos (94%), licenciadas (55,7%) e desempregadas (40,2%).

O Quadro 8 descreve as análises de informação pessoal da criança e mostrou que a maioria das crianças tinha entre 3 e 5 anos (30,9%), do sexo masculino (33,6%), não se aplicava, respondia em caso de doença crónica (74,3%), vacina da COVID-19 (75,4%), e recebia todas as vacinas necessárias (85,8%). Também, a tabela 9 mostrou a análise relacionada com a COVID-19 que a maioria dos membros da família que não sofrem de condições de risco para a saúde (51,1%), vacinados contra o vírus COVID-19 (89,6%), diagnosticados com COVID-19 positivo (69,9%), isolados por estarem em contacto com uma pessoa COVID positiva, ou por obterem um teste PCR positivo (73%), e usando uma máscara facial é o procedimento que pensam que pode prevenir a infecção por COVID-19 (12,6%).

Quadro 7:

Análise das informações pessoais dos pais: (N=366)

Personal information	Mean ± Std Deviation	Frequency	Percent %
How old are you?			
20-29		125	34.2%
30-39		115	31.4%
40-49	2.08 ± 0.963	96	26.2%
50-59		30	8.2%
What is your gender:			
Female	1.8 ± 0.398	294	80.3%
Male		72	19.7%
What is your marital status?			
Married with children		344	94%
Divorced with children	1.10 ± 0.397	9	2.5%
Widow with children		13	3.6%
Type of family:			
Nuclear family		239	65.3%
Extended family		111	30.3%
Single parent family	1.39 ± 0.571	16	4.4%
What is your Educational level?			
preparatory school		10	2.6%
Secondary school		95	26%
University graduates	4.81 ± 0.793	204	55.7%
Postgraduate (Master, Ph.D.)		57	15.6%
What is your employment status?			
Unemployed		147	40.2%
Legislators, Senior officials & Managers		34	9.3%
Professionals		79	21.6%
Technicians & Associate professionals		27	7.4%
Clerks	4.51 ± 2.131	10	2.7%
Skilled worker and Shop & market Sales		13	3.6%
Others		56	15.3%

Quadro 8:

Análise das informações pessoais da criança: (N=366)

Personal information	Frequency	Percent %
Age of the child in years		
3-5	113	30.9%
6-9	32	8.7%
10-12	33	9%
What is the gender of your child:		
Female	55	15%
Male	123	33.6%
Is he/she suffering from any chronic conditions?		
Not applicable	272	74.3%
Diabetes	3	0.8%
Obesity	10	2.7%
Heart disease	3	0.8%
Respiratory disease	15	4.1%
Autoimmune disease	3	0.8%
others	17	4.6%
does your child Vaccinated against COVID-19?		
Yes	267	75.4%
No	90	24.6%
Did he/she receive all necessary vaccines (obligatory and/or nonobligatory) in life		
Yes	314	85.8 %
No	52	14.2%

Quadro 9:

Análise da informação relacionada com a COVID-19: (N=366)

Personal information	Frequency	Percent %
Does you or family members are suffering from any health risk conditions		
Yes	179	48.9%
No	187	51.1%
Have you or any of your family members vaccinated against COVID – 19 at your home?		
Yes	328	89.6%
No	38	10.4%
Have you or any of your family members ever been diagnosed as COVID 19 positive?		
Yes	256	69.9%
No	110	30.1%
Have you been isolated because of being in contact with COVID positive person, or obtaining a positive PCR test?		
Yes	267	73%
No	99	27%
What procedure do you think that may prevent COVID-19 infection?	36	12.6 %
Wearing face masks	32	11.2 %
Washing hands with regular soap	24	8.4 %
Booster immunity by a healthy diet	20	7 %
Social distancing	22	7.7 %
Vaccination against COVID-19 virus.	17	5.95 %
Consume vitamin C, D	8	2.8 %
Consume herbs.		

Análises da aceitabilidade, preocupação, intenção e percepção dos pais em relação à COVID - 19 vacinação:

1- Aceitabilidade dos pais para a COVID - 19 vacinação:

A figura 6 mostrou as análises de aceitabilidade dos pais para a vacinação

COVID-19 da ala que não confio em nenhuma vacina feita contra a COVID-19

para o meu filho discorda fortemente (25,7%), acredito que este vírus foi

desenvolvido e não tomarei nenhuma vacina para o meu filho discorda fortemente

(32%), Se o governo o recomendou, darei ao meu filho a vacina de acordo

fortemente (41%), por último, estou disposto a deixar o meu filho tomar a vacina

COVID-19 grátis de acordo fortemente (40,4%). E a pontuação total da categoria

de aceitação que se mostra na tabela 10 é de aceitação média (71%).

Figura 6:

Análises de aceitabilidade dos pais para a COVID - 19 vacinação:

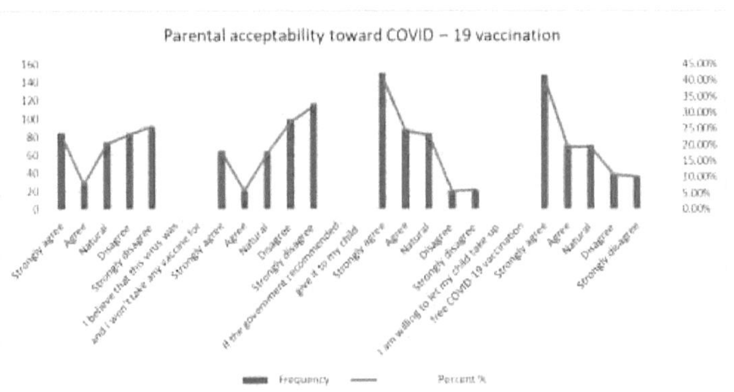

Quadro 10:

Aceitabilidade total da pontuação da categoria:

variable	Frequency	Percent %
High acceptability	69	18.9%
Medium acceptability	260	71%
Low acceptability	37	10.1%

2- Preocupação dos pais em relação à COVID - 19 vacinação:

Para a preocupação dos pais com a vacinação COVID-19 mostrada na figura 7, as análises mostraram que as respostas às perguntas eram: Estou preocupado com a vacina

a eficácia para o meu filho concorda fortemente (32%), estou preocupado com a segurança da vacina e os efeitos secundários para o meu filho concordam fortemente (36,9%), estou preocupado que a vacina possa facilmente transmitir-me o vírus e o meu filho discorda fortemente (24,8%), a vacina pode causar COVID-19 ao meu filho concorda fortemente (23,5%), o sistema imunitário do meu filho é fraco e não posso tomar vacinas discorda fortemente (30,1%), o meu filho tem uma alergia a muitos

substâncias e ele pode ter uma alergia a esta vacina que discorda fortemente (31,4%), sei pouco sobre vacinas, por isso não vacinarei o meu filho em forte desacordo (35,5%), e estou preocupado que uma vacina COVID-19 possa não prevenir a doença natural (26,8%). A pontuação total da categoria de preocupação que se mostrou no quadro 11 mostrou uma preocupação média (80,6%).

Figura 7:

Preocupação dos pais com a vacinação COVID-19 da ala

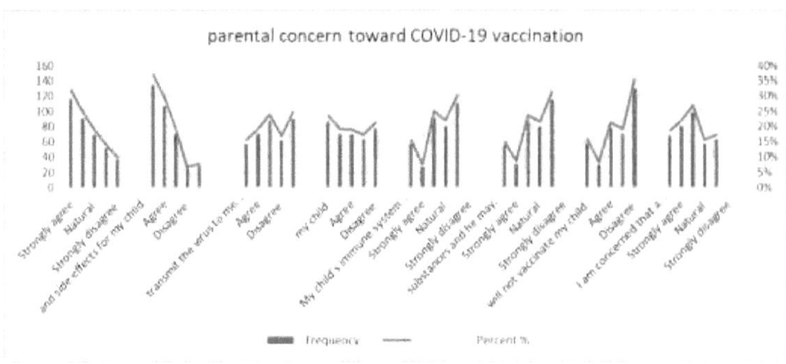

Quadro 11:

A pontuação total da categoria é preocupante:

variable	Frequency	Percent %
High concern	56	15.3%
Medium concern	295	80.6%
Low concern	15	4.1%

3- Intenção dos pais em relação à COVID - 19 vacinação:

A intenção dos pais para a vacinação COVID-19 mostrada na figura 8 como as

respostas às perguntas eram: Penso que se todos na sociedade mantiverem as

medidas preventivas, a pandemia da COVID-19 pode ser erradicada sem

vacinação neutra (33,6%), o meu filho deve ser vacinado para evitar a ocorrência

da doença neutra (28.1%), Quando comparado com vacinações anteriores, estou

hesitante sobre a vacinação COVID-19 para o meu filho neutro (32%), O meu

filho deve ser vacinado uma vez que estamos a viver com pessoas que estão em

alto risco de infecção COVID-19 de acordo (30,3%), esta pergunta O meu filho

considerado em maior risco (condição crónica) não lhe darei a vacinação do vírus

COVID-19. tendo duas respostas que foram neutras e concordam fortemente que

foram (26,5%). Além disso, esta pergunta A vacina reduz a gravidade da doença

do meu filho que ele deveria tomar a vacina obteve duas respostas que foram

fortemente concordantes e neutras, que foram (30,3%). A pergunta É melhor para

o meu filho desenvolver imunidade ao ficar doente pela COVID-19 do que ao

obter uma resposta neutra da vacina (26,5%), O meu filho pode ter uma má

reacção da vacina, não lhe vou dar a vacina da COVID-19 neutra (33,1%), A

única razão pela qual tenho o meu filho a ser vacinado é que eles podem entrar na

creche ou na escola concordam fortemente (25,4%).

A pontuação total da categoria de intenção que se mostra na tabela 11 mostra uma

intenção média (63,1%).

Figura 8:

Pretensão dos pais de guardar a vacinação COVID-19:

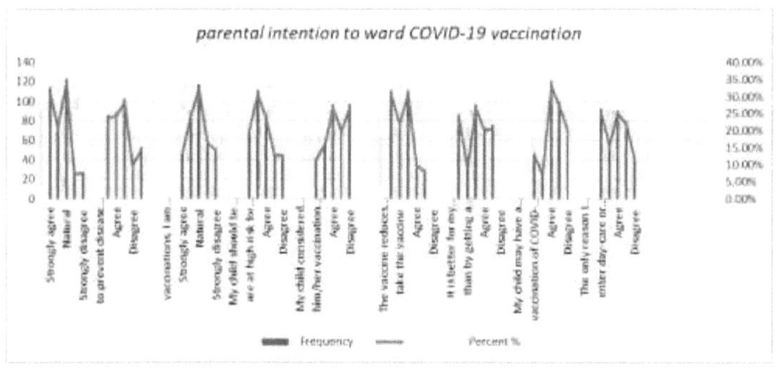

Tabela 12:

Pontuação total da categoria da intenção dos pais para a vacinação COVID-19:

variable	Frequency	Percent %
High intention	126	34.4%
Medium intention	231	63.1%
Low intention	9	2.5%

4- Percepção dos pais em relação à COVID - 19 vacinação:

A percepção parental da vacina COVID-19 está dividida em percepção positiva e percepção negativa, como mostra a figura 9. As questões para a percepção positiva onde a vacinação COVID-19 é altamente eficaz na protecção do meu filho contra a COVID-19 foram fortemente concordantes (33,6%), Tomar a vacinação pode ajudar a controlar a propagação da COVID-19 nos EAU foram fortemente concordantes (40,7%), Vacinar as crianças contra a COVID-19 pode prevenir a propagação da doença do meu filho para outros fortemente concordam (37.7%), a vacinação contra a COVID-19 é altamente importante para proteger a nossa família e a sociedade estavam fortemente de acordo (44,3%), por último, se o meu filho toma a vacina COVID-19 os sintomas da doença serão menores ou ausentes se ele/ela contraiu a doença foram fortemente de acordo (41,5%). Por outro lado, a percepção negativa foi que o meu filho terá graves efeitos secundários após ter recebido a vacina COVID-19 foi neutra (29,5%), A protecção das vacinas COVID-19 só durará pouco tempo foi neutra (40,7%), e se o governo recomendou que eu a desse ao meu filho concordo fortemente (41%), o seu filho tem medo da vacina neutra (32%).

A pontuação total para percepção positiva foi uma alta percepção positiva (64,3%), e para percepção negativa, a pontuação foi média (61,5%).

Figura 9 :

/ percepção dos pais para a ala COVID-19 vacinação:

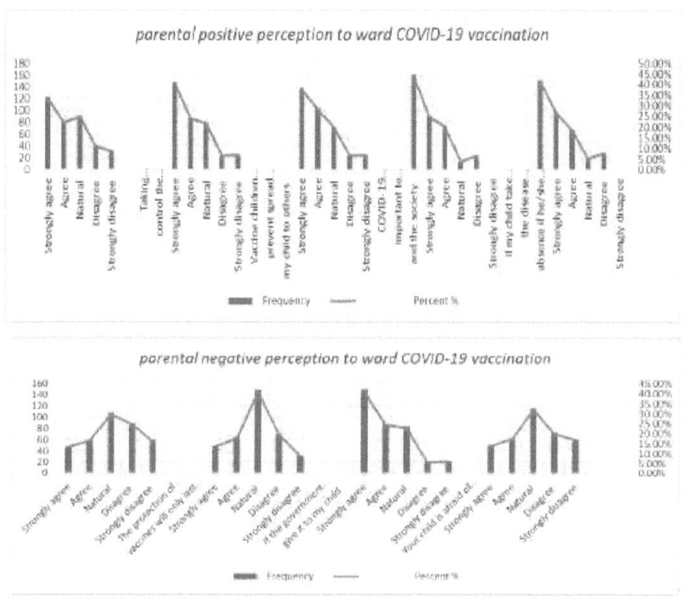

Quadro 13:

Nota total da categoria da percepção dos pais para a ala de vacinação COVID-19:

variable	Frequency	Percent %
Positive perception		
High positive perception	237	64.3%
Medium positive perception	111	30.3%
Low positive perception	18	4.9%
Negative perception		
High negative perception	95	26%
Medium negative perception	225	61.5%
Low negative perception	46	12.6%

Correlação entre aceitabilidade, preocupação, intenção, e percepção:

O quadro 13 mostrou que havia uma correlação altamente significativa entre a aceitabilidade e a preocupação das variáveis que se mostraram (p=0,000), e a intenção com as percepções negativas e positivas que se mostraram (p=0,000).

Quadro 14:

Correlação entre aceitabilidade, preocupação, intenção, e percepção (n=366):

variable	Person correlation	p
Acceptability	0.547	0.000
Concern	0.547	0.000
Intention	0.637	0.000
Negative perception	0.637	0.000
Positive perception	0.412	0.000
Intention	0.412	0.000

P<0.005

Associação entre a aceitabilidade, preocupação, intenção e percepção dos pais

em relação à COVID - 19 vacinação com variáveis demográficas seleccionadas:

O Quadro 14 está a explorar a Associação entre a aceitabilidade, preocupação, intenção e percepção dos pais em relação à COVID - 19 vacinação com variáveis demográficas seleccionadas como: Quantos anos tem?, Qual é o seu sexo?, Qual é o seu estado civil?, Tipo de família, Qual é o seu nível educacional? Qual é o seu estatuto profissional, Qual é a idade do seu filho, Sofre de alguma doença crónica, Recebeu todas as vacinas necessárias (obrigatórias e/ou não obrigatórias) na vida, Sofre ou algum membro da sua família de algum risco de saúde, Vacinou ou algum membro da sua família contra COVID - 19 em sua casa, Alguma vez foi diagnosticado como COVID 19 positivo

Foi isolado por estar em contacto com uma pessoa positiva à COVID, ou por obter um teste PCR positivo, e que procedimento pensa que pode prevenir a infecção por COVID-19? Isso mostrou que a maioria das variáveis estavam significativamente associadas à aceitabilidade, preocupação, intenção e percepção em relação à vacina COVID-19. Para a aceitabilidade as variáveis foram a sua idade ($\chi2$=128.*388, p=0.000)*, Qual é o seu sexo ($\chi2$=47.411, *p=0.000)*, Qual é o seu estado civil ($\chi2$=67.276, *p=0.000)*, Tipo de família ($\chi2$=71.852, *p=0.000)*, Qual é o seu nível educacional ($\chi2$=128.385, *p=0.002)*, Qual é o seu estatuto profissional ($\chi2$=203.592, *p=0.039)*, Qual é a idade do seu filho ($\chi2$=410.*040, p=0.000)*, Se sofre de alguma doença crónica ($\chi2$=362.632, *p=0.000)*, Se recebeu todas as vacinas necessárias (obrigatórias e/ou não obrigatórias) em vida ($\chi2$=28.219, *p=0,004)*, Se você ou algum membro da sua família sofre de alguma condição de risco de saúde ($\chi2$=50.802, *p=0,013)*, Se você ou algum membro da sua família foi vacinado contra COVID - 19 em sua casa ($\chi2$=32.549, *p=0,001)*, Se você ou algum membro

da sua família alguma vez foi diagnosticado como COVID 19 positivo ($\chi2$=79.358,

p=0,014), *Alguma* vez foi isolado por estar em contacto com pessoa COVID

positiva, ou por obter um teste PCR positivo ($\chi2$=57.250, *p=0,001)*, e que

procedimento pensa que pode prevenir a infecção por COVID-19 ($\chi2$=837.453,

p=0.000).

Para a variável de preocupação algumas variáveis não eram significativas, excepto

a sua *idade* ($\chi2$=206.656, *p=0.025)*, Qual é o seu nível de educação ($\chi2$=179.024,

p=0.000), Qual é o seu estatuto profissional ($\chi2$=303.511, *p=0.000)*, Qual é a idade

do seu filho ($\chi2$=672.522, *p=0.000)*, *Se* sofre de alguma condição crónica

($\chi2$=438.962, *p=0.000)*, Se você ou os seus familiares sofrem de alguma condição

de risco para a saúde ($\chi2$=135.245, *p=0.017)*, *Já* vacinou você ou algum membro da

sua família contra COVID - 19 em sua casa ($\chi2$=34.168, *p=0.022)*, Já alguma vez

foi diagnosticado como COVID 19 positivo ($\chi2$=85.871, *p=0.000)*, *Já* vacinou você

ou algum membro da sua família contra COVID - 19 em sua casa ($\chi2$=34.168,

p=0.022), *Já foi* diagnosticado como COVID 19 positivo ($\chi2$=85.871, *p=0.029)*,

Alguma vez foi isolado por estar em contacto com pessoa COVID positiva, ou por

obter um teste PCR positivo ($\chi2$=95.155, *p=0.042)*, e Que procedimento pensa que

pode prevenir a infecção por COVID-19 ($\chi2$=1436.062, *p=0.000)*.

Para a percepção positiva, as variáveis foram algumas variáveis não significativas

excepto a sua idade ($\chi2$=177.011, *p=0.000)*, Qual é a sua situação laboral

($\chi2$=242.290, *p=0.046)*, Qual é a idade do seu filho ($\chi2$=488).851, *p=0.000)*, Se

sofre de alguma doença crónica ($\chi2$=408.355, *p=0.000)*, Se recebeu todas as vacinas necessárias (obrigatórias e/ou não obrigatórias) na vida ($\chi2=92.165$, *p=0.000)*, Se

o(a) senhor(a) ou algum membro da sua família sofre de alguma condição de risco

para a saúde ($\chi2=59.102$, *p=0.030), Se o(a) senhor(a)* ou algum membro da sua

família já foi diagnosticado(a) como COVID 19 positivo ($\chi2=47.035$, *p=0.001)*,

Alguma vez foi isolado por estar em contacto com pessoa positiva à COVID ou por

obter um teste PCR positivo ($\chi2=49.384$, *p=0.003)*, e Que procedimento pensa que

pode prevenir a infecção por COVID-19 ($\chi2=1050.288$, *p=0.000)*.

Na percepção negativa também, algumas variáveis não eram significativas, excepto

a sua idade ($\chi2=184.213$, *p=0.010)*, Qual é o seu sexo ($\chi2=30.698$, *p=0.001)*, Qual

é o seu nível de educação ($\chi2=80.755$, *p=0.002)*, Qual é o seu estatuto profissional

($\chi2=192.491$, *p=0.001)*, Qual é a idade do seu filho ($\chi2=360$).943, *p=0.000), Se*

sofre de alguma doença crónica ($\chi2=312.031$, *p=0.000)*, Se você ou os seus

familiares sofrem de alguma doença de risco para a saúde ($\chi2=56.863$, *p=0.020)*, e

Que procedimento pensa que pode prevenir a infecção por COVID-19 ($\chi2=739.183$,

p=0.000).

Além disso, na intenção havia algumas variáveis que não eram significativas,

excepto Qual é o seu nível educacional ($\chi2=115.395$, *p=0.042)*, Qual é o seu

estatuto laboral ($\chi2=330.879$, *p=0.015)*, Qual é a idade do seu filho ($\chi2=570$).067,

p=0.000), Sofre de alguma doença crónica ($\chi2=472.102$, *p=0.000)*, Recebeu todas

as vacinas necessárias (obrigatórias e/ou não obrigatórias) na vida ($\chi2=87.558$,

p=0.001), Se o(a) senhor(a) ou algum membro da sua família sofre de alguma

condição de risco para a saúde ($\chi2=86.798$, *p=0.005), Se o(a) senhor(a)* ou algum

membro da sua família alguma vez foi diagnosticado(a) como COVID 19 positivo

(χ2=75.444, *p=0.037), Alguma* vez foi isolado por estar em contacto com pessoa positiva à COVID ou por obter um teste PCR positivo (χ2=63.993, *p=0,005)*, e Que procedimento pensa que pode prevenir a infecção por COVID-19 (χ2=1371.807, *p=0,000).*

Quadro 15:

Associação entre a aceitabilidade, preocupação, intenção e percepção dos pais em relação

à COVID - 19 vacinação com variáveis demográficas seleccionadas

variable	Value(χ2) of acceptability	Significance (at 0.05 level)	Value(χ2) of concern	Significance (at 0.05 level)	Value(χ2) of Positive perception	Significance (at 0.05 level)	Value(χ2) of negative perception	Significance (at 0.05 level)	Value(χ2) of intention	Significance (at 0.05 level)
How old are you?	128.388	000	206.656	025	177.011	000	184.213	010	184.672	805
What is your gender?	47.411	000	61.460	086	64.252	090	30.698	001	103.832	916
What is your marital status	67.276	000	72.878	148	70.790	417	40.518	180	78.662	800
Type of family	71.852	000	154.931	291	89.652	102	76.761	087	102.238	379
What is your Educational level	128.385	002	179.024	000	131.681	974	80.755	002	115.395	042
What is your Employment status	203.592	039	303.511	000	242.290	046	192.491	001	330.879	015
What is your child's age	419.049	000	672.522	000	488.851	000	360.943	000	570.067	000
Is he/she suffering from any chronic conditions	362.632	000	438.962	000	408.355	000	312.031	000	472.102	000
Did he/she receive all necessary vaccines (obligatory and/or non-obligatory) in life	28.219	004	53.490	349	92.165	000	49.771	591	87.558	001
Does you or family members are suffering from any health risk conditions	50.802	013	135.245	017	59.102	030	56.863	020	86.798	005
Have you or any of your family members vaccinated against COVID – 19 at your home	32.549	001	34.168	022	52.762	505	32.409	273	48.594	586
Have you or any of your family members ever been diagnosed as COVID 19 positive	79.358	014	85.871	029	47.035	001	53.833	214	75.444	037
Have you been isolated because of being in contact with COVID positive person, or obtaining a positive PCR test	57.250	001	95.155	042	49.384	003	58.614	087	63.993	005
What procedure do you think may prevent COVID-19 infection	837.453	000	1436.062	000	1050.288	000	739.183	000	1371.807	000

P < 0.05

Nota: a tabela explica a associação entre a aceitabilidade, preocupação, intenção e percepção dos pais em relação à COVID - 19 vacinação com variáveis demográficas seleccionadas como Qual é a sua idade?, Qual é o seu sexo?, Qual é o seu estado civil?, Tipo de família, Qual é o seu nível educacional? Qual é o seu estatuto profissional, Qual é a idade do seu filho(a), Sofre de alguma doença crónica, Recebeu todas as vacinas necessárias (obrigatórias e/ou não obrigatórias) na vida, Sofre de alguma doença de risco para a saúde, Você ou membros da sua família? Alguma vez foi vacinado ou algum membro da sua família contra COVID 19 em sua casa, Alguma vez foi diagnosticado como COVID 19 positivo, Alguma vez foi isolado por estar em contacto com uma pessoa COVID positiva ou por obter um teste PCR positivo, e que procedimento pensa que pode prevenir a infecção por COVID-19.

Discussão:

A vacinação das crianças será necessária para alcançar a imunidade do rebanho. Dado que as crianças com condições crónicas de saúde podem estar em risco aumentado de COVID-19, é crucial compreender os factores que influenciam as suas crianças a serem vacinadas (Drouin et al., n.d.). tal como demonstrado no resultado do estudo que houve E a categoria de aceitação total que mostrou uma aceitação média (71%), preocupação média (80,6%), intenção média (63,1%), percepção positiva alta (64,3%), e percepção negativa média (61,5%). Estes resultados podem ser interpretados como tendo os pais hesitado em dar a vacina ao seu filho, mas com elevada percepção positiva, os pais podem concordar em dar a vacina ao seu filho, mesmo que hesitassem em dar a vacina ao seu filho. A hipótese que explicou que os pais são apoiados e darão a vacinação ao seu filho contra o vírus COVID-19 é rejeitada e os pais aceitaram positivamente com menor preocupação, intenção e percepção em relação à COVID - 19 vacinação também rejeitou que os pais tivessem uma aceitação média, mas uma percepção altamente positiva em relação à vacinação.

Um estudo no Reino Unido investigou a aceitabilidade e percepção dos pais da vacinação COVID-19 para os seus filhos. Este foi um inquérito online realizado que mostrou que 48,2% dos pais ou tutores aceitariam a imunização COVID-19 para os seus filhos com 18 meses ou menos. A crença de que a vacinação COVID-19 poderia proteger os seus filhos e outros membros da família e a crença de que facilitaria o seu regresso à vida quotidiana eram razões significativas para a aceitação da vacinação COVID-19 pelos pais para os seus filhos. As suas preocupações estavam em torno da segurança e eficácia da vacina COVID-19.

(Zhang et al., 2020). Isto não apoia o estudo de investigação de que os pais estavam a ter uma aceitação média (71%).

Outro estudo transversal foi praticado com um programa de inquérito online de acesso aberto através de redes sociais. Os pais com idades entre os 18 e 49 anos que tiveram pelo menos um filho e concordaram em participar neste estudo constituíram a população (n=440)-discutindo as percepções, preocupações, intenções e comportamentos dos pais sobre as vacinas infantis e a Escala de Stress Percebido (PSS). Os resultados foram (que 85,7%) deles declararam que pensavam positivamente em relação às vacinas, (12,5%) estavam hesitantes. Após a pandemia, (40,0%) dos 55 participantes que tiveram hesitações afirmaram que agora acreditam que as vacinas são necessárias. (Yılmazbaş, 2020), mas este estudo de investigação mostrou ainda hesitar em ter a vacina que a maioria dos resultados mostraram uma aceitação média, preocupação e intenção de vacinação.

Além disso, num estudo realizado em Agosto de 2020, o principal resultado foi a resposta dos pais à questão da sua aceitação e intenção de vacinar o seu filho se uma vacina contra a COVID-19. Os pais foram também questionados sobre a sua intenção de se vacinarem a si próprios e aos seus filhos. (Drouin et al., n.d.). Um total de 305 participantes completaram o inquérito que revelou que 19,1% dos participantes declararam ser improvável ou muito improvável vacinar o seu filho contra a COVID-19 se uma vacina estivesse disponível, e 21,0% eram improváveis ou muito improváveis de serem eles próprios vacinados. Os factores associados à decisão dos pais de vacinar o seu filho foram o nível de educação dos pais, o estatuto profissional, o sexo da criança, a presença de outras doenças crónicas, e a consulta a um profissional de saúde. (Drouin et al., n.d.). neste estudo de investigação, a associação mostrou grande significado com a variável demográfica, tal como explicado no quadro 14.

Uma pandemia pode mudar a opinião das pessoas sobre a hesitação de vacinas. Mesmo que uma vacina eficaz seja desenvolvida em caso de pandemia, as pessoas precisam de ser avisadas correctamente para criar uma procura de vacinação (Yılmazbaş, 2020).

Foram realizados vários estudos sobre a aceitação, percepção, intenção e preocupação do público em relação às vacinas COVID-19 e aos potenciais factores de influência. Compreender as diferentes formas de aceitação de vacinas é uma estratégia diversificada de recusa de vacinas que aborda a necessidade de um bom planeamento para convencer os pais a guardar as vacinas (Drouin et al., n.d.). Devido à pandemia da COVID-19, há uma necessidade urgente de uma compreensão mais abrangente e detalhada da aceitação das vacinas e dos factores que afectam a intenção da vacina de atingir a saúde óptima da comunidade. (Al-Jayyousi et al., 2021).

A doença ainda existe ou desapareceu?

Esta pandemia ainda está a aparecer, mas com sinais e sintomas diferentes. Como anteriormente, o sinal e sintomas variavam desde sintomas de gripe a pneumonia e até causam a morte de pessoas (Ching, Lai, & Tsay, 2020). Embora, actualmente, as estatísticas da COVID-19 em 24 de Maio de 2022, de acordo com

World meters info., (2020) que 39.434.776 casos actualmente infectados,
39.396.762 (100%) estado leve, 38.014 (0%) grave ou crítico, 482.543.509 (99%)
recuperado/descarregado, e mortes 6.301.821 (1%), os casos mais em estado leve
e apenas 1% de mortes que mostraram a fase da COVID-19 tornam-se menos
graves do que antes. Como podemos ouvir das notícias de que alguns países
reduzem a sua restrição à pandemia COVID-19 e alguns ainda sofrem com ela,
mas os casos graves foram reduzidos, que esperam ser COVID-19 como qualquer
gripe que a pessoa está a apanhar e precisa de tratamentos menores e repouso para
curar.

Conclusão:

Esta crise afecta cada pessoa nesta terra. A pandemia de COVID-19 causa muitos
problemas físicos, fisiológicos, psicológicos, sociais e mentais a todos os grupos
etários da população. Devido ao bloqueio, as pessoas afectadas mentalmente e
tornam-se mais isoladas, solitárias e frustradas. Mas, podemos ter algumas
vantagens com esta crise. Há alguns efeitos positivos no sistema de apoio e as
nossas famílias combinaram todos juntos e passaram mais tempo com eles.
Durante o encerramento, as famílias foram apoiadas pelas crescentes capacidades
de comunicação entre os seus membros, resolvendo problemas, conversando,
proporcionando um sentido de humor, sentindo-se seguras, e sentindo alegria e
felicidade. Além disso, a aprendizagem de novas tecnologias que facilitavam as
nossas vidas através da utilização de telemóveis ou computadores apenas

pressionando o fundo do ecrã, ligava-se a outros. Assim, ajuda a estar socialmente ligado a pessoas que não se pode visitar ou ver devido a esta pandemia de doença.

No entanto, devido a esta crise, voltámos aos nossos passatempos que foram esquecidos nas prateleiras, como ler, desenhar, cozinhar, escrever, etc. Portanto, este é o diamante que vem do carvão vegetal.

Referências :

Ajab, S., Ádam, B., Hammadi, M. Al, Bastaki, N. Al, Al Junaibi, M., Al Zubaidi,
A., Hegazi, M., Grivna, M., Kady, S., Koornneef, E., Neves, R., Uva, A. S.,
Sheek-hussein, M., Loney, T., Serranheira, F., & Paulo, M. S. (2021). Saúde
ocupacional dos trabalhadores da linha de frente dos emirados árabes unidos
durante a pandemia da covida-19: Um retrato do Verão 2020. *International
Journal of Environmental Research and Public* Health, 18(21).
https://doi.org/10.3390/ijerph182111410

Al-Jayyousi, G. F., Sherbash, M. A. M., Ali, L. A. M., El-Heneidy, A.,
Alhussaini, N. W. Z,

Elhassan, M. E. A., & Nazzal, M. A. (2021). Factores que influenciam as
atitudes do público em relação a
Vacinação COVID-19: Uma revisão de âmbito informada pelo modelo
sócio-ecológico.
Vacinas, 9(6). https://doi.org/10.3390/vaccines9060548

Alonzi, S., La Torre, A., & Silverstein, M. W. (2020). O impacto psicológico de
condições de saúde mental e física preexistentes durante a pandemia da
COVID-19.
Trauma psicológico: teoria, investigação, prática e política, 12(S1), S236.
https://doi.org/10.1037/tra0000840.

Al-Qerem, W. A., & Jarab, A. S. (2021). COVID-19 Aceitação de vacinas e sua
Factores Associados Entre uma População do Médio Oriente. *Fronteiras na
Saúde Pública*, 9.
https://doi.org/10.3389/fpubh.2021.632914

Al Thobaity, A., & Alshammari, F. (2020). Enfermeiros na Linha da Frente contra
a Pandemia da COVID-19: Uma Revisão Integrativa. *Dubai Medical Journal,
3*(3), 87-92. doi:10.1159/000509361

Angelo, A. T., Alemayehu, D. S., & Dacho, A. M. (2021). Conhecimentos, Atitudes e Práticas Rumo à Covid-19 e Factores Associados Entre os Estudantes Universitários da Universidade Mizan Tepi, 2020. *Infecção e resistência às drogas, Volume 14*, 349-360. https://doi.org/10.2147/idr.s299576

Asif, A.A. e Tisha, F.C. (2022). A Real-time Face Mask Detection and Social Distancing (Detecção de Máscaras Rosto em Tempo Real e Distância Social) Sistema para COVID-19 usando o modelo Attention-InceptionV3. *Diário de Engenharia Avanços*, pp.1-5. doi:10.38032/jea.2022.01.001.

Aslan, H., & Pekince, H. (2020). Opinião dos estudantes de enfermagem sobre a pandemia da COVID-19 e os seus níveis de stresspercebidos. *Perspectives in Psychiatric Care, 57*(2), 695-701. https://doi.org/10.1111/ppc.12597

Baniyas, N., Sheek-Hussein, M., Al Kaabi, N., Al Shamsi, M., Al Neyadi, M., Al Khoori, R., Ajab, S., Abid, M., Grivna, M., & Abu-Zidan, F. M. (2021). Conhecimento da COVID-19,

atitudes, e práticas dos estudantes de medicina e ciências da saúde dos Emirados Árabes Unidos: Um estudo transversal. *PLOS UM, 16*(5). https://doi.org/10.1371/journal.pone.0246226

Botha,E., Niela-Vilen,H., e Reimers,P.,(2020) Amamentar durante a COVID-19

pandemia - uma revisão bibliográfica para a prática clínica, International Breastfeeding Journal

https://doi.org/10.1186/s13006-020-00319-3

Buelens, C.(2021) Lockdown Policy Choices, Outcomes and the Value of Preparation Time:

Um modelo estilizado, *ECONOMIA EUROPEIA, Assuntos Económicos e Financeiros, Europeu*

comissão, (online) ISSN 2443-8022, doi:10.2765/67 KC-BD-20-011-EN-N, p 1-41.

    https://ec.europa.eu/info/publications/economic-and-financial-affairs-publications_en.

Carpenter, J.P., e Harvey, S. (2020). Benefícios Percebidos e Desafios do Físico

Utilização das Mídias Sociais pelos Educadores para o Desenvolvimento Profissional e Aprendizagem. *Journal of Teaching in Physical Education*, pp.1-11.

CHEN, S.-C., LAI, Y.-H., & TSAY, S.-L. (2020). Perspectivas de Enfermagem sobre os Impactos da COVID-19. *Journal of Nursing Research*, *28*(3). https://doi.org/10.1097/jnr.0000000000000389

Ching,S., Lai,Y.,& TSAY,H. (2020) Nursing Perspectives on the Impacts of COVID-19, The

Journal of Nursing Research, porcelana. VOL. 28, NO. 3

Cheng, T.L., Moon, M. e Artman, M. (2020). Encurralar a rede de segurança para crianças na

Pandemia da COVID-19. *Pediatric Research*, [online] 88(3), pp.349-351. Disponível em:

https://www.nature.com/articles/s41390-020-1071-7#citeas [Acedido a 9 de Novembro de 2020].

Chersich, M. F., Gray, G., Fairlie, L., Eichbaum, Q., Mayhew, S., Allwood, B., English, R., Scorgie, F., Luchters, S., Simpson, G., Haghighi, M. M., Pham, M. D., & Rees, H. (2020). Covid-19 em África: Cuidados e protecção dos trabalhadores da linha da frente na área da saúde. *Globalização e Saúde,*

16(1), 1-6. https://doi.org/10.1186/s12992-020-00574-3

Childs E, de Wit H. (2014). O exercício regular está associado à resiliência emocional à aguda

stress em adultos saudáveis. Front Psychol ; 5(161).

chue, W., Wang, P., Chen, S., Chang, Y., Wu, C., Lu, W., & Yen, C., (2020) Voluntário

Redução da Interacção Social durante a Pandemia da COVID-19 em Taiwan: Relacionado

Factors and Association with Perceived Social Support, International Journal of

Investigação Ambiental e Saúde Pública, 2020, 17, 8039;

doi:10.3390/ijerph17218039.

Choi, B., Jegatheeswaran, L., Minocha, A., Alhilani, M., & Mutengesa, E. (2020). O Impacto da Pandemia da COVID-19 nos Estudantes de Medicina do Último Ano no Reino Unido: Uma Pesquisa Nacional. *BMC* Educação *Médica.* https://doi.org/10.21203/rs.3.rs-24792/v1

Cohen, A. K., Hoyt, L. T., & Dull, B. (2020). Um Estudo Descritivo da COVID-19-Relacionada

Experiências e Perspectivas de uma Amostra Nacional de Estudantes Universitários na Primavera de 2020.

Journal of Adolescent Health, *67*(3), 369-375.

https://doi.org/10.1016/j.jadohealth.2020.06.009

twna/fulltext/2020/06000/nursing_perspectives_on_the_impacts_of_covid_19.2.a spx.

Crawford, M. (2020). Teoria de Sistemas Ecológicos: Explorando o Desenvolvimento do

Estrutura teórica tal como concebida por Bronfenbrenner. *Jornal de Saúde Pública*

Issues and Practices, 4(2).

Daly, M., & Robinson, E. (2021). Angústia psicológica e adaptação à COVID-19 crise nos Estados Unidos. Journal of psychiatric research, 136, 603-609.

Di Crosta, A., Ceccato, I., Marchetti, D., La Malva, P., Maiella, R., Cannito, L., Cipi, M.,

Mammarella, N., Palumbo, R., Verrocchio, M.C., Palumbo, R. e Di Domenico, A.

(2021). Factores psicológicos e comportamento do consumidor durante a pandemia de COVID-19.

PLOS ONE, [online] 16(8), p.e0256095. doi:10.1371/journal.pone.0256095

Drouin, O., Fontaine, P., Borgès, R., & Silva, D. (n.d.). Decisão dos pais e intenção de

Vacinação COVID-19 em crianças com asma. Uma análise econométrica.
https://doi.org/10.21203/rs.3.rs-256013/v1

El-Elimat, T., AbuAlSamen, M. M., Almomani, B. A., Al-Sawalha, N. A., & Alali, F. Q.

(2021). Aceitação e atitudes em relação às vacinas COVID-19: Um estudo de corte transversal

da Jordânia. *PLoS ONE*, *16*(4 de Abril).
https://doi.org/10.1371/journal.pone.0250555

Ettekal, A. & Mahoney, J. (2017) The SAGE Encyclopedia of Out-of-School Learning

Teoria de Sistemas Ecológicos, *Publicação SEGA,* PP: 239-241

DOI: http://dx.doi.org/10.4135/9781483385198.n94

Eweida, R. S., Rashwan, Z. I., Desoky, G. M., & Khonji, L. M. (2020). Tensão
    mental e mudanças no centro de saúde psicológica entre os estudantes de
    enfermagem interna em unidades pediátricas e médico-cirúrgicas no meio
    de uma pandemia de COVID-19: Um inquérito abrangente. *Nurse
    Education in Practice, 49*, 102915.
    https://doi.org/10.1016/j.nepr.2020.102915

Fadila, D., Ibrahim, F. M., & El-Gilany, A. H. (2021). Angústia psicológica entre
os mais velhos
    adultos durante a pandemia de COVID-19: Prevalência e factores associados.
Enfermagem geriátrica
    (Nova Iorque, N.Y.), 42(5), 1077-1083.
https://doi.org/10.1016/j.gerinurse.2021.06.008.

 Flumer, J.W. (2020). Mentoring Nursing Graduates during pandemic, *New Jersey
 Nurse Nurse,*
    EUA. 50 (4), 10.

GMI Blogger Infographics. (2021). Estatísticas da População dos Emirados
Árabes Unidos (2021),
    Recuperado a 28 de Janeiro[th] , 2021, de .

Gonzalez R., Ganho-Ávila,A. e Torre-Luque,A.(2020) A Lata Pandémica
COVID-19
    Impacto da Saúde Mental Perinatal e a Saúde do Offspring, *ciência
comportamental,*
    USA doi:10.3390/bs10110162

González-Sanguino, C., Ausín, B., Castellanos, M. Á., Saiz, J., López-Gómez, A.,
Ugidos,
    C., & Muñoz, M. (2020). Consequências para a saúde mental durante a fase
inicial do

Pandemia de Coronavirus 2020 (COVID-19) em Espanha. Cérebro, comportamento, e imunidade, 87,

172-176.

Conhecimentos em matéria de saúde. (2018). *Secção 3: Conceitos de saúde e bem-estar*. [em linha] Disponível

em: https://www.healthknowledge.org.uk/public-health-textbook/medical-sociology-policy-economics/4a-concepts-health-illness/section2/activity3.

Hou, F., Bi, F., Jiao, R., Luo, D., & Song, K. (2020). Diferenças de género na depressão e

ansiedade entre os utilizadores das redes sociais durante o surto de COVID-19 na China: um cruzamento...

estudo seccional. BMC saúde pública, 20(1), 1-11.

Ibrahim, F.M., Abdel-Samad, S. e Ali, H.M. (2022). Vulnerabilidade e resiliência dos mais velhos

adulto em direcção ao stress durante a COVID- 19 pandemia em RAS Al-Khaimah, EAU.

International journal of health sciences, pp.2972-2983.
doi:10.53730/ijhs.v6ns3.6319.

Geleia,P., Chadha,L. Kaur,N. Sharma, Sharma,S. Sharma,Sharma,R. Stephen,S. e Rohilla,L. (2020)

Impacto da pandemia da COVID-19 no estado psicológico das mulheres grávidas, Índia

Instituto de Ciências Médicas, Índia DOI: 10.7759/cureus.12875

Jingzhen.L.(2021) Chinese Covid- 19 Vaccine Efficacy Better than Expected interview with

O Sr. Liu Jingzhen, presidente da Sinopharm, China, recuperou de :
http://www.sinopharm.com/en/s/1395-4173-38923.html

Joshi, K.P., Madhura, L. e Jamadar, D. (2020). Conhecimento e consciencialização entre a enfermagem
estudantes a respeito da COVID-19: um estudo transversal. *Jornal Internacional de*
Medicina Comunitária e Saúde Pública, ÍNDIA ;7(6) ISSN 2394-6032
Karia, R., Gupta, I., Khandait, H., Yadav, A. e Yadav, A. (2020). COVID-19 e a sua
Modos de Transmissão. *SN Medicina Clínica Abrangente*. [em linha]. doi:10.1007/s42399-020-00498-4.

Khasawneh, A. I., Humeidan, A. A. A., Alsulaiman, J. W., Bloukh, S., Ramadan, M., Al-Shatanawi, T. N., Awad, H. H., Hijazi, W. Y., Al-Kammash, K. R., Obeidat, N., Saleh, T., & Kheirallah, K. A. (2020). Estudantes de Medicina e COVID-19: Conhecimento, Atitudes e Medidas Precaucionárias. Um Estudo Descritivo da Jordânia. *Frontiers in Public Health*, 8. https://doi.org/10.3389/fpubh.2020.00253

Kimhi, S., Marciano, H., Eshel, Y., & Adini, B. (2020). Resiliência e demografia características que prevêem a angústia durante a crise da COVID-19. Ciências Sociais &
Medicamentos, 265, 113389.

Kline, R.B. (2011) 'Principles and practice of structural equation modeling', *Structural*
Equation Modeling, Vol. 156 [online] http://doi.org/10.1038/156278a0 (acedido a 25
Abril de 2016).
Kristina L., Bajema, M., Alexandra, M., Oster, M., Olivia, L., McGovern, P., Lindstrom, S.,
Stenger, M., Anderson,T., Isenhour,C., Clarke, K., Evans, M., Chu,V., Biggs,H.,

Kirking, H. ,Gerber,S., Hall,A., Fry,A.& Oliver,S.(2020) Pessoas Avaliadas para 2019

Novel Coronavirus, Estados Unidos.

Lamond, A. J., Depp, C. A., Allison, M., Langer, R., Reichstadt, J., Moore, D. J., ... & Jeste,

D. V. (2008). Medição e preditores de resiliência entre habitação comunitária mulheres mais velhas. Journal of psychiatric research, 43(2), 148-154.

Lind, M., Bluck, S., & McAdams, D. P. (2021). Mais vulnerável? A abordagem da história de vida

destaca o potencial de força das pessoas mais velhas durante a pandemia. Os periódicos de

Gerontologia: Série B, 76(2), e45-e48. doi:10.1093/geronb/gbaa105.

Lotta, G., Nunes, J., Fernandez, M., & Garcia Correa, M. (2022). O impacto da pandemia da COVID-19 na linha da frente da força de trabalho da saúde: Percepções sobre a vulnerabilidade dos trabalhadores comunitários de saúde do Brasil. *Política de saúde OPEN*, *3*(Março de 2021), 100065. https://doi.org/10.1016/j.hpopen.2021.100065

Lounis, M. (2020). Um estudo descritivo da situação actual da COVID-19 na Argélia. *Electronic Journal of General Medicine*, *17*(6). https://doi.org/10.29333/ejgm/8287

Lovrić, R., Farčić, N., Mikšić, N., Mikšić, Säd., & Včev, A. (2020). Estudo durante a Pandemia da COVID-19: Uma Análise Qualitativa do Conteúdo Indutivo das Percepções e Experiências dos Estudantes de Enfermagem. *Ciências da Educação*, *10*(7), 188. https://doi.org/10.3390/educsci10070188

MacLeod, S., Musich, S., Hawkins, K., Alsgaard, K., & Wicker, E. R. (2016). O impacto de resiliência entre os adultos mais velhos. Enfermagem geriátrica, 37(4), 266-272.

Martini, B. (2020). Resiliência e estrutura económica. Estão relacionados? Mudança estrutural

e Dinâmica Económica, 54(C), 62-91.

Martinelli, L., Kopilaš, V., Vidmar, M., Heavin, C., Machado, H., Todorović, Z., Buzas, N.,

Pot, M., Prainsack, B. e Gajović, S. (2021). Máscaras Faciais Durante a COVID-19

Pandemia: Um instrumento de protecção simples com muitos significados. *Fronteiras na Saúde Pública,*

8. doi:10.3389/fpubh.2020.606635.

Merriam-webster.com. (2020). *Definição de COVID-19.* [online] Disponível em: https://www.merriam-webster.com/dictionary/communicable%20disease.

Ministério da Saúde e Prevenção (2020), novel corona virus (covid 19), EAU .

Obtido em : https://www.mohap.gov.ae/en/AwarenessCenter/Pages/COVID-19.aspx

Ministério da Saúde e da Prevenção. (n.d.). *Actualizações Covid-19.* Ministério da Saúde e da Prevenção

- EAU. Recuperado a 26 de Março de 2022, a partir de https://mohap.gov.ae/en/covid-19/covid-19-

actualizações

Mitra, A. R., Fergusson, N. A., Lloyd-Smith, E., Wormsbecker, A., Foster, D., Karpov, A.&

Griesdale, D. E. (2020). Características de base e resultados dos pacientes com COVID-

19 admitidos em unidades de cuidados intensivos em Vancouver, Canadá: uma série de casos. Cmaj, 192(26),

E694-E701.. https://doi.org/10.1503/cmaj.200794.

Moralesa,H., Macarena,V. , Canet-Jurica,L, Andr' esa,L. , Gallia,J., Fernando,P..,

Urquijoa,S.,(2020) Saúde mental das mulheres grávidas durante a pandemia da COVID-19:

Um estudo longitudinal, *Science Direct Psychiatry Research,* US

página inicial da revista: www.elsevier.com/locate/psychres

Nanjundaswamy, H., Shiva,L., Desai,G., Ganjekar,S., Kishore,T., RamU., Thippeswamy,H.,

Chandra,P., (2020) COVID-19 Ansiedade e Preocupações Relacionadas Expressa pela Grávida

e Postpartum Women- a Survey Among Obstetricians, International License.

DOI: https://doi.org/10.21203/rs.3.rs-38004/v

Crise e Desastres Nacionais de Emergência (2020) coronavírus dos EAU (covid 19 actualizações), The

Suprime Councel of National Security, United Arab Emirates Retrived from:

https://covid19.ncema.gov.ae/en

Onyeaka, H., Anumudu, C.K., Al-Sharify, Z.T., Egele-Godswill, E. e Mbaegbu, P. (2021).

Pandemia da COVID-19: Uma revisão do confinamento global e dos seus efeitos de longo alcance.

Science Progress, 104(2), p.003685042110198. doi:10.1177/00368504211019854.

O'Sullivan *et al.* (2021). Um Estudo Qualitativo da Saúde Mental da Criança e do Adolescente durante

a Pandemia de Covid-19 na Irlanda, *International Journal of Environmental Research*

e Saúde Pública, 18(1062), pp. 1062-1062. DOI: 10.3390/ijerph18031062. Disponível em

em: https://www.mdpi.com/1660- 4601/18/3/1062 [Acesso em 28 de Janeiro de 2022].

Peiró, T., Lorente, L., & Vera, M. (2020). A Crise da COVID-19: Competências que são primordiais para se construírem programas de enfermagem para a futura crise de saúde global. *International Journal of Environmental Research and Public Health, 17*(18), 6532. https://doi.org/10.3390/ijerph17186532

Peng, Y., Pei, C., Zheng, Y., Wang, J., Zhang, K., Zheng, Z., & Zhu, P. (2020). Um levantamento transversal do conhecimento, atitude e prática associados à COVID-19 entre os estudantes universitários da China. *BMC Public Health, 20*, 1-8. doi:http://dx.doi.org/10.1186/s12889-020

Penner, F., Hernandez Ortiz, J. e Sharp, C. (2021) "Change in Youth Mental Health during

a Pandemia Covid-19 numa Amostra de Maioria Hispânica/Latinx Us", *Journal of the*

American Academy of Child & Adolescent Psychiatry, 60(4).

Interesse. (n.d.). *Encontrado em Bing de shannondwyer.wordpress.com | Sistemas Ecológicos*

teoria, Sistemas Ecológicos, Teoria dos Sistemas. [online] Disponível em:

https://www.pinterest.com/pin/402931497911663421/.

Prüβ, B (2021) Estado actual das Primeiras Vacinas COVID-19, MDPI, Basileia,
Suíça
    https://doi.org/10.3390/ vaccines9010030

Qiu, J., Shen, B., Zhao, M., Wang, Z., Xie, B., & Xu, Y. (2020). Um inquérito
nacional de
    sofrimento psicológico entre a população chinesa na epidemia da COVID-19:
implicações
    e recomendações políticas. Psiquiatria geral, 33(2).
    https://doi.org/10.3389/fpsyg.2020.567367

ResearchGate. (n.d.). *(PDF) Teoria de Sistemas Ecológicos*. [online] Disponível
em:

https://www.researchgate.net/publication/316046039_Ecological_Systems_Theor
y.

Rogal, S. M., & Young, J. (2008). Exploring critical thinking in critical care
    nursing education: a pilot study. *Journal of Continuing Education in
    Nursing*, 39(1), 28-33. https://doi.org/10.3928/00220124-20080101-08

Shanableh, A., Al-Ruzouq, R., Khalil, M.A., Gibril, M.B.A., Hamad, K.,
Alhosani, M.,
    Stietiya, M.H., Bardan, M.A., Mansoori, S.A. e Hammouri, N.A. (2022).
COVID-19
    Bloqueio e Impacto na Mobilidade, Qualidade do Ar e Consumo de
Utilidades: Um Caso
    Estudo de Sharjah, Emiratos Árabes Unidos. *Sustentabilidade*, 14(3), p.1767.

doi:10.3390/su14031767.

Sheikh Saud bin Saqr Al Qasimi Foundation for Policy Research, (2004) Urban Planning in
os Emirados Árabes Unidos e Ras Al Khaimah, Emirados Árabes Unidos. Recuperado de:
https://cdn2.hubspot.net/hubfs/5081768/File-1310201654726.pdf?__hssc=78953035.24.1568286051684&__hstc=78953035.d2a5f2ba7850b941a255dd304bed1da7.1564557645493.1568277797850.1568286051684.9&__hsfp=3814043169&hsCtaTracking=0651d28b-b825-438c-b54c-f3794ac821c4%7C323a732c-ecc5-43db-a2a8-61048e885240

Siddiqui, K. (2013) 'Heurística para determinação do tamanho da amostra em estatística multivariada
técnicas", *World Applied Sciences Journal*, Vol. 27, No. 2, pp.285-287 [online].
http://doi.org/10.5829/idosi.wasj.2013.27.02.889.

Soonthornchaiya, R. (2020) Resilience For Psychological Impacts Of COVID-19 Pandemic
Sobre Adultos mais velhos na Tailândia. Journal of Gerontology & Geriatric Medicine, United
Estado. DOI: 10.24966/GGM-8662/100053).

Swift, A., Banks, L., Baleswaran, A., Cooke, N., Little, C., McGrath, L., Meechan-Rogers, R., Neve, A., Rees, H., Tomlinson, A., & Williams, G. (2020). COVID-19 e estudantes de enfermagem: Uma vista de Inglaterra. *Journal of clinical nursing*, *29*(17-18), 3111-3114.https://doi.org/10.1111/jocn.15298.

Thibaut, F., & van Wijngaarden-Cremers, P. J. (2020). A saúde mental das mulheres na época de

Pandemia da Covid-19. *Fronteiras na saúde global da mulher*, 1, 17.

Thomas, H. M. *et al.* (2022) "Western Australian Adolescent Emotional Wellbeing during the
  Covid-19 Pandemia em 2020", *Child & Adolescent Psychiatry & Mental Health*, 16(1).
Tso WWY *et al.* (2020) "Vulnerabilidade e Resiliência nas Crianças durante o Covid-19
  Pandemia", "*Psiquiatria infantil e adolescente europeia*, 2020 Nov 17. doi: 10.1007/s00787- 020-01680-8.

Umucu, E., & Lee, B. (2020). Análise do impacto da COVID-19 sobre o stress e a capacidade de resposta
  estratégias em indivíduos com deficiências e condições crónicas. Reabilitação psicologia, 65(3), 193

Vannini, P., Gagliardi, G. P., Kuppe, M., Dossett, M. L., Donovan, N. J., Gatchel, J. R., ... &
  Marshall, G. A. (2021). Stress, resiliência e estratégias de sobrevivência numa amostra de
  adultos idosos residentes na comunidade durante a COVID-19. Revista de investigação psiquiátrica,
  138, 176-185.https://doi.org/10.1016/j.jpsychires.2021.03.050.

Whitehead, B., Torossian, E., (2020) Artigo de Investigação Experiência de Adultos Mais Antigos da
  Pandemia da COVID-19: A Mixed-Methods Analysis of Stresses and Joys, Journal of
  Gerontologia e Medicina Geriátrica. EUA. Vol. XX, No. XX, 1-12
  doi:10.1093/geront/gnaa126 10.24966/GGM-8662/100053).

Whitehead,B. (2020). COVID-19 como Stressor: Expectativas Pandémicas, Stress Percebido, e

Afecto Negativo em Adultos Mais Antigos. Revistas de Gerontologia: Ciências Sociais, Comportamentais

Sciences, EUA. Vol. XX, No. XX, 1-6 doi:10.1093/geronb/gbaa153.

Witt, A. *et al.* (2020) "Child and Adolescent Mental Health Service Provision and Research

durante a Pandemia da Covid-19: Desafios, Oportunidades, e um Chamado para

Submissões", *Child & Adolescent Psychiatry & Mental Health*, 14(1).

Madeira, C.(2020) Infecções sem fronteiras: um novo coronavírus em Wuhan, China,

Birmingham City University, British Journal of Nursing, Vol 29, No 3.

Organização mundial de saúde (2020) Prevenção e controlo de infecções durante os cuidados de saúde quando se suspeita da doença de Coronavirus 2019 (COVID-19) Relatório da situação - 66 Recuperado de:

https://www.who.int/publications-detail/infection-prevention-and-control-

Organização mundial de saúde, (2020) Gestão clínica da covid -19 orientação intermédia

Obtido em : https://apps.who.int/iris/bitstream/handle/10665/332196/WHO-2019- nCoV-clinical-2020.5-eng.pdf

Organização Mundial de Saúde, (2021) Vacinação COVID-19 PARA DECISÃO DE SAGE EM 5

JANEIRO 2021 Progresso actualizado e para decisão Recomendação sobre o primeiro

vacina mRNA BNT162b2, recuperada de

https://cdn.who.int/media/docs/default-source/immunization/sage/2021/january/1-covid-19-sage-5jan2021-intro-nohynek.pdf?sfvrsn=e1d313e2_7

Organização Mundial de Saúde (2022). *Constituição da Organização Mundial de Saúde*. [em linha].

OMS. Disponível em: https://www.who.int/about/governance/constitution.

Worldometer, (2021). A pandemia de coronavírus Covid-19 foi recuperada a 7 de Janeiro de 2021, de

https://www.worldometers.info/coronavirus/.

Worldometers.info. (2020). *Casos de Coronavírus: Total e Diário com Gráficos e Estatísticas -*

Worldometer. [online] Disponível em:

https://www.worldometers.info/coronavirus/coronavirus-cases/.

Wister, A., Li, L., Cosco, T.D., McMillan, J., Griffith, L.E., Costa, A., Anderson, L., Balion,

C., Kirkland, S., Yukiko, A., Wolfson, C., Basta, N., Cossette, B., Levasseur, M., Hofer,

S., Paterson, T., Hogan, D., Liu-Ambrose, T., Menec, V. e St. John, P. (2022).

Resiliência multimorbidade e impacto e preocupação auto-relatados da pandemia de COVID-19

entre adultos mais velhos: um estudo baseado no Estudo Longitudinal Canadiano sobre o Envelhecimento

(CLSA). *BMC Geriatrics*, 22(1). doi:10.1186/s12877-022-02769-2.

Yılmazbaş, N. P. (2020). Será que a Pandemia de Covid-19 mudou a abordagem dos pais

Vacinação? *Erciyes Medical* Journal. https://doi.org/10.14744/etd.2020.85451

Zhang, K. C., Fang, Y., Cao, H., Chen, H., Hu, T., Chen, Y. Q., Zhou, X., &
Wang, Z.
(2020). Aceitabilidade parental da vacinação COVID-19 para crianças com
idade inferior a
18 anos: Inquérito transversal online. *JMIR Pediatria e Pais*, *3*(2).
https://doi.org/10.2196/24827

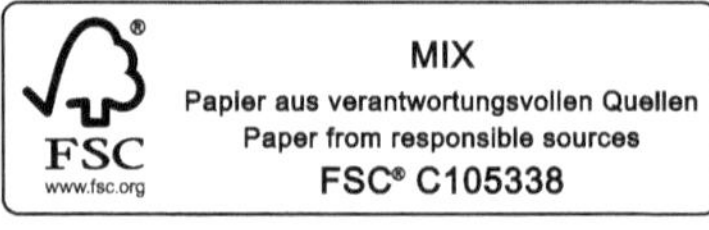

Printed by Books on Demand GmbH, Norderstedt / Germany